T0245827

Atrévete a ser más

# VÍCTOR REYES

# Atrévete a ser más

## Construye la persona que puedes llegar a ser

Grijalbo

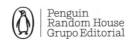

Penguin
Random House
Grupo Editorial

Primera edición: septiembre de 2023
Primera reimpresión: septiembre de 2023

© 2023, Víctor Reyes Llop
© 2023, Penguin Random House Grupo Editorial, S. A. U.
Travessera de Gràcia, 47-49. 08021 Barcelona

*Printed in Spain* — Impreso en España

ISBN: 978-84-253-6398-6
Depósito legal: B-12.087-2023

Compuesto en Pleca Digital, S. L. U.

Impreso en Black Print CPI Ibérica
Sant Andreu de la Barca (Barcelona)

GR 6 3 9 8 6

*Para Iria y Erin.*
*Ser vuestro padre es el mejor regalo que me ha ofrecido la vida*

# Índice

TERCERA PARTE
Las acciones necesarias para el cambio

# Introducción

Dime si algo de lo que leerás a continuación te resulta familiar:

- Tienes una idea o un objetivo, sabes a la perfección lo que tienes que hacer para lograrlo, pero aun así no lo haces, y eso te provoca remordimientos y angustia. O al revés: has dicho centenares de veces que no volverás a hacer algo, y aun así recaes constantemente, decepcionándote en el proceso.

- Empiezas mil cosas, pero nunca acabas nada. Te distraes sin cesar, te dispersas, no puedes finalizar lo que te has propuesto y, además, encuentras siempre mil razones para justificarte a ti mismo por qué no lo has hecho.

- Has logrado lo que deseabas, pero eres incapaz de mantener los resultados a lo largo del tiempo, por lo que tienes que regresar a la casilla de salida y volver a empezar por enésima vez.

- Y lo más importante: una vocecita en tu interior te dice que eres capaz de mucho más y que espera más de ti y de la vida, pero la anestesias con distracciones vacías y entretenimiento barato porque tomar conciencia de eso te duele en lo más profundo de tu alma. Sabes que esa voz que oyes eres tú, pero decides ignorarte.

Tal vez te hayas identificado con una o varias de estas situaciones. Es lo que, por desgracia, le ocurre a la mayoría de las personas.

Nos hallamos en un momento bastante complicado de la historia del ser humano. Desde un punto de vista objetivo, jamás hemos estado mejor, sobre todo si nos comparamos con siglos y milenios anteriores; sin embargo, miras alrededor y te da la sensación de que estamos peor que nunca, cerca del colapso de la sociedad.

Vivimos en una época de hiperconectividad desmedida. Tenemos al alcance de la mano un universo de información y de posibilidades que apenas aprovechamos y, paradójicamente, estamos más distanciados, dispersos, vacíos y faltos de propósito que nunca.

La mayor parte del tiempo nos contentamos con deambular por la vida de un lado a otro sin entender qué hacemos ni por qué lo hacemos. Vamos en piloto automático por nuestra propia existencia.

Nuestra capacidad de atención está fragmentada, y completar hasta la más simple de las tareas, sin distraernos ni dejarla a medias antes de empezar otra que quizá tampoco acabemos, nos exige un esfuerzo titánico.

Nos comparamos sin cesar con otras personas que nos enseñan su supuesta vida perfecta, de manera que las expectativas que tenemos para nuestra propia vida nos parecen imposibles de conseguir, y eso nos genera insatisfacción, descontento y la necesidad de evadirnos.

Buscamos con desesperación vías de escape en distracciones superficiales: comida basura que nos enferma y engorda, pornografía que nos desensibiliza, televisión que nos anestesia y redes sociales que, paradójicamente, retroalimentan nuestras inseguridades y miedos.

Caemos en el victimismo barato, en la ofensa continua, y hallamos consuelo en cualquier persona que nos señale al primer enemigo que satisfaga nuestra necesidad de encontrar culpables más allá de nosotros mismos, y descargamos en él toda la ira y la frustración acumuladas.

Parece un panorama desalentador, pero, por desgracia, esa es la realidad de gran parte de la sociedad, en especial de los más jóvenes. Sin ir más lejos, yo he sido una de esas personas durante muchos años, y mi profesión, además, me ha permitido ser testigo de esos comportamientos en centenares de personas. Esa es la razón por la que he decidido escribir este libro.

Déjame que te cuente un poco de dónde vengo y la trayectoria que ha llevado a que estés leyendo este libro. A los veinte años era una persona extraordinariamente delgada e insegura de su físico. Para que te hagas una idea de mi delgadez, mido 1,79 metros desde los dieciocho años y en esa época ni siquiera llegaba a los 50 kilos. Ahora tengo treinta y siete y peso más de 80 kilos.

Por aquel entonces me apunté a un gimnasio para ponerme grande y fuerte, y después de un tiempo entrenando me di cuenta de que la información que había estado consumiendo hasta entonces y que en principio me iba a dar los resultados que buscaba estaba por completo desfasada o era directamente falsa.

Comprobé que el mundo del fitness estaba lleno de falsas promesas y expectativas irreales, de cantamañanas, vendehúmos y demás calaña que no tenían ningún problema en decirte lo que querías oír si eso les permitía venderte algo que no necesitabas y ganar dinero a tu costa, lo que solía traducirse en suplementos inútiles, cachivaches de teletienda caros y ridículos, dietas absurdas y planes de entrenamiento no personalizados.

Tras desperdiciar muchos meses haciendo las cosas mal y sin ver ningún progreso, decidí tomar cartas en el asunto y empezar a informarme debidamente. Encontré una serie de divulgadores que aportaban información respaldada con evidencia científica y, gracias a ellos y a cientos de horas de formación por mi parte, empecé a crearme una imagen mucho más clara de lo que tenía que hacer para mejorar mi físico. Algo que corroboré cuando, al cabo de pocas semanas de aplicar esos principios que había aprendido, comencé a mejorar más que en los dos años anteriores.

Eso me entusiasmó y me frustró a partes iguales.

¿Cómo había podido perder tanto tiempo, energía y dinero? ¿Cómo podía ser que toda esa información no estuviera al alcance de más gente?

Entendí al momento que yo no era ni sería el último en caer en las garras de la desinformación y de quienes pretendían lucrarse aprovechándose de los más necesitados.

Ahí fue cuando encontré mi primera pasión: ayudar a la mayor cantidad de gente posible a no cometer los mismos errores que yo en su camino para mejorar su composición corporal y su rendimiento.

Creé mi marca personal, Fitness Real, y empecé a divulgar por redes sociales y por mi página web todo lo que había aprendido en los últimos años y que me había hecho ver resultados de una vez por todas. Debido a la poca información de calidad que había por esa época y la necesidad que la gente tenía de aprender, me convertí enseguida en uno de los principales referentes del mundo fitness en habla hispana. Conocí a otros divulgadores que tenían la misma misión que yo y con los que entablé una gran relación de amistad y, poco después, decidí estudiar dietética para poder asesorar a la gente de forma completamente personalizada.

Sin embargo, tras nueve años ejerciendo de dietista y habiendo tenido la oportunidad de ayudar a miles de personas a lograr sus objetivos estéticos, me fui dando cuenta de un patrón que empezaba a formarse ante mis ojos: a pesar de que a corto y a medio plazo la gran mayoría de mis clientes veía resultados fantásticos, a largo plazo la historia era del todo distinta.

Al principio no quería reconocerlo, creía que eso significaba que no había hecho bien mi trabajo, pero, con el tiempo, siendo sincero conmigo mismo, me fue imposible negar lo evidente. Hablé con muchos compañeros de profesión al respecto y vi con claridad que no era un fenómeno aislado, sino algo que le ocurría a más gente y con mayor frecuencia de lo que se suele reconocer.

Y, ojo, ten en cuenta que mi divulgación y mi trabajo se basaban, en gran medida, en que mis clientes dejaran de centrarse en el objetivo final y aprendieran a valorar y disfrutar del proceso, en que tuvieran expectativas realistas, aprendieran a comer y, asimismo, adoptaran hábitos que se asentaran y perduraran en el tiempo.

Creía que todo eso era una diferencia más que suficiente respecto a las típicas «dietas de cajón» que solían repartirse por todos lados, a los cambios radicales y a los suplementos milagrosos. Pensaba que ese enfoque garantizaba los resultados que la mayoría de las personas no lograban siguiendo las otras vías tradicionales. E, insisto, si bien a corto y medio plazo veían grandes cambios y progreso, a largo plazo seguía habiendo un problema.

¿Por qué ocurría eso? ¿Acaso la implementación de hábitos sostenibles no era tan útil como yo creía? La respuesta me llegó tras varios meses de reflexión e investigación, y la necesidad de compartirla subyace en este libro.

La verdadera causa por la que la gente no es capaz de mantener el progreso a largo plazo (o el motivo por el que ni siquiera empieza) es porque el orden de los factores que siguen para lograr esos cambios está invertido.

La mayoría de las personas, cuando quieren lograr algo, se centran en las acciones que deben llevar a cabo para ello; quizá tú mismo, si haces memoria, hayas empezado por ahí centenares de veces. Tras repetir esas acciones el tiempo suficiente esperan que se conviertan en hábitos. Esos hábitos, con suerte, modificarán la forma en que ven el mundo e interactúan con él y la perspectiva desde donde lo hacen. Y todo ello acabará cambiando, con el tiempo, su identidad como personas. Por identidad me refiero a todas esas características que te definen y te diferencian del resto, pero también es el concepto que tienes de ti mismo y cómo, a partir de él, tu entorno y tú os relacionáis. Hablaremos de eso más adelante con detenimiento.

Tal como he comentado antes, el verdadero problema es que el orden está invertido y esa es la razón por la que tantos objetivos se pierden con el tiempo: hay poquísimos resultados a largo plazo. Por otra parte, hay muchísimas personas que dicen que quieren hacer cosas pero, misteriosamente, no hacen nada al respecto.

La explicación más fácil es que en realidad no quieren hacer lo que dicen que quieren hacer. Sencillo. Pero hay otra razón muy frecuente, y es que existe una incongruencia entre lo que dicen que quieren lograr, las acciones que deben realizar para alcanzarlo y la persona que creen que son. Vuelve a leer esto, porque es muy importante. Hasta que tu identidad no esté en consonancia con tus actos y tus objetivos, habrá fricción en

cada parte del proceso y los resultados, tarde o temprano, se re-
sentirán. Es prácticamente imposible mantener de forma indefinida unas acciones o unos hábitos que van en contra de la
idea que tienes de ti mismo.

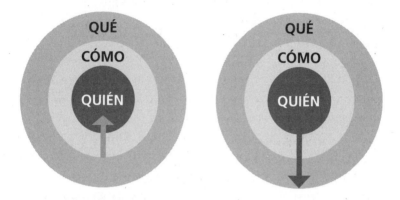

Veamos un ejemplo de mi campo profesional: imagina que
una persona quiere perder peso y, para lograrlo, se centra solo
en las acciones que cree que debe seguir. En muchos casos eso
suele significar ponerse a «dieta» —una restricción excesiva e
innecesaria de alimentos— y, a la vez, hacer una cantidad desmedida de ejercicio físico.

Por lo general esta persona espera que, al realizar esas acciones el tiempo suficiente, se conviertan en hábitos y así, por
ejemplo, consiga llevar una buena alimentación (o lo que cree
que es una buena alimentación) en su día a día. Eso, a su vez,
hará que empiece a relacionarse con su entorno de una forma
distinta (lo que puede materializarse de muchos modos, por
ejemplo, seleccionando mejor los restaurantes a los que va,
procurando verse más a menudo con gente que tiene una vida
más saludable, eligiendo mejor los alimentos que compra y
guarda en su despensa…) y, en último término, acabe volvién-
dose una persona saludable.

El problema es que el verdadero cambio, el de modificar el concepto que uno tiene de sí mismo, se da al final de todo. Eso significa que, durante gran parte del proceso, la identidad de la persona está desalineada con los objetivos que se propone alcanzar y las acciones que lleva a cabo, lo que genera problemas graves que pueden poner en riesgo la consecución de dichos objetivos o mantenerlos a largo plazo.

Para que entiendas mejor lo que he explicado vamos a hacer un experimento. Veamos qué ocurre si invertimos el orden en el que se han hecho las cosas para que te percates de la diferencia.

Tenemos a la misma persona de antes, pero en esta ocasión decide empezar por el final. Es decir, planteando un cambio de identidad. Se centra en quién debe ser y no en qué tiene que hacer. En vez de verse como una persona no saludable que quiere cambiar su alimentación para perder peso, simplemente decide verse e identificarse a sí misma como una persona saludable. Y lo integra en lo más profundo de su ser.

Una persona saludable tiene una manera de relacionarse con su entorno que está en consonancia con esa identidad. No tiene que pelear o luchar a diario, ya que existe armonía entre ambos. Elige un entorno que respeta sus principios y sus valores, va a sitios que le permiten ser quien es y, por ende, sus acciones son meras consecuencias de su ser.

Una persona que se percibe a sí misma como «no saludable» tiene que esforzarse mucho más para lograr su objetivo. Una persona «saludable» no se pone a dieta. Simplemente come bien, porque eso es lo que de manera natural se alinea con quien es. No hay fricción. Todo es coherente y tiene un sentido.

Ten en cuenta que todo lo que te he explicado hasta ahora es un ejemplo, pero en las próximas páginas aprenderás a construir una nueva versión de ti que hará palidecer a tu yo actual, y lo harás siguiendo estos principios que te acabo de explicar y ese mismo orden de factores. Es un objetivo ambicioso, pero creo que hay ciertas bases comunes que toda persona exitosa, en cualquier ámbito de la vida, posee. Y esto es lo que intentaré transmitirte de forma teórica y práctica a lo largo de este libro.

Antes de continuar, tengo buenas y malas noticias. Empecemos por las buenas: si en el fondo sabes que puedes aportar más al mundo y a ti mismo, estás dispuesto a elevar tu propio listón y a asumir la responsabilidad de ser la persona que sabes que puedes llegar a ser, estoy convencido de que este libro te ayudará a lograrlo. Creo que tanto tú como el mundo merecen ver esa versión de ti.

Ahora vamos con las malas: este libro no es una solución mágica; es decir, que por el simple hecho de leerlo tu vida no va a cambiar. Las próximas páginas te darán un marco de referencia sólido para que llegues a ser una mejor versión de ti mismo y ejerzas una influencia positiva en tu entorno siendo esta nueva persona. También te marcarán un camino claro que seguir de ahora en adelante, pero eres tú quien debes andarlo día tras día. Nadie más lo hará por ti.

Tampoco es un libro motivacional. Mi intención no es motivarte, ya que, como descubrirás en las próximas páginas, la motivación no es un aliado del que te puedas fiar demasiado, y mucho menos a largo plazo. Puede que algunos capítulos te carguen las pilas y sientas ganas de comerte el mundo. De ser el caso, aprovéchalo sin dudarlo, pero mi verdadera intención es ayudarte a cambiar de verdad y que no necesites un chute constante de motivación cortoplacista para hacer lo que sabes que tienes que hacer. Quiero que alcances tu mejor versión y nunca más vuelvas atrás. Que los cambios que experimentes sean tan profundos y queden tan arraigados en tu ser que te veas a ti mismo como una persona distinta y no necesites motivación para mantener lo que has logrado.

Por último, quiero dejar claro que este no es un libro enfocado a lograr el éxito en los negocios, mejorar tu vida amorosa, mejorar tu físico o ganar más dinero. Tiene un objetivo más ambicioso: cambiar la persona que eres.

Esa nueva persona que construirás con la información de las próximas páginas tendrá unas bases tan sólidas que afectarán positivamente a todos los ámbitos de tu vida. Eso quiere decir que, aunque no sea el objetivo principal del libro, aplicando sus principios mejorarás tu vida laboral, tus relaciones personales, tu salud o tu situación económica, si eso es lo que de verdad deseas.

Si estás dispuesto a enfrentarte a la incomodidad que supone un cambio en el nivel más profundo de tu ser y a enfrentarte sin filtros a tu propia realidad, tus limitaciones y miedos, sigue leyendo. El mundo está sediento de gente que se atreva a dar el paso.

¿Estás dispuesto a responder a la llamada?

La vida no va de encontrarse a uno mismo,
sino de crearse a uno mismo.

George Bernard Shaw

# PRIMERA PARTE

# La persona que quieres ser

Antes que nada, déjame felicitarte de corazón. Si estás leyendo estas páginas es que has decidido invertir en ti mismo y en tu crecimiento. No has tirado la toalla, no te has resignado ni has dejado que esa chispa que sientes en tu interior se apague. Estás dispuesto a convertirla en una auténtica llama y a hacer lo que esté en tu mano para ser la persona que sabes que puedes ser.

Te lo vuelvo a decir: felicidades. No todo el mundo se atreve a dar el paso, créeme.

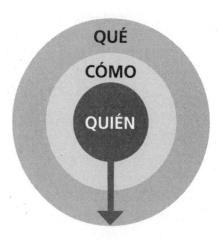

Dicho esto, vamos a ponernos manos a la obra, porque hay mucho trabajo que hacer. Ha llegado el momento de empezar a recorrer el sendero que te llevará a esta nueva versión de ti mismo y que te permitirá diseñar una vida de la que estés de verdad orgulloso y satisfecho. Es hora de modificar tu identidad.

## IDENTIDAD PERSONAL

Antes de seguir, creo que es importante definir brevemente qué es la identidad, ya que hablaremos de ella de forma extensa en las próximas páginas. De un modo muy resumido, la identidad es la imagen que tienes de ti mismo. Tu autoconcepto. La clase de persona que crees que eres y en función de la cual actúas y te relacionas contigo mismo y con el mundo.

Esa identidad está formada mayoritariamente por las creencias que tienes sobre ti mismo y sobre el mundo que te rodea. Muchas de ellas se han creado basándose en todas las experiencias que has ido viviendo a lo largo de tu vida. Es decir, todos los éxitos, fracasos, problemas, alegrías y decepciones que has experimentado a lo largo de tu vida han moldeado la persona con la que te identificas y que aceptas como una verdad, aunque hay muchos otros factores que forman tu autoconcepto: tu etnia, tu religión, tu género, tu trabajo, tu estatus social…

Hay tres puntos importantes que tener en cuenta cuando hablamos de tu identidad.

En primer lugar, para que tu identidad exista como tal, debes creértela. Ciertos aspectos están determinados de modo

genético, pero una parte importante de quién eres y cómo te
identificas a ti mismo existe solo porque has aceptado que así
sea. No tiene por qué haber sido un proceso consciente y deliberado, pero si te ves a ti mismo de una manera determinada y
te identificas con esta imagen que tienes de ti, es porque en algún momento integraste todo eso como una verdad y vives acor-
de con ella. La buena noticia es que, igual que en algún momento la aceptaste como cierta, puedes dejar de hacerlo.

El segundo punto es que tu identidad está construida sobre un sistema de ideas y creencias, y deben ser coherentes
entre ellas. El psicólogo Prescott Lecky habla de esto en detalle en su libro *Autoconsistencia: Una teoría de la personalidad*.
En esa obra, Lecky explica que si una de esas ideas o creencias
no tiene coherencia con el resto del sistema, el individuo la
rechazará para mantener la integridad del conjunto y de su
identidad. Esta es la razón por la que la mayoría de los propó-
sitos de Año Nuevo o los cambios de hábitos radicales no
suelen durar mucho, ya que son comportamientos incon-
gruentes con la identidad actual de la persona que intenta im-
plementarlos. El sistema, para protegerse, los rechazará.

El tercer punto, y tal vez el más importante, es que la identidad es algo maleable. Puede modificarse. De hecho, tal vez
has experimentado esta sensación tú mismo a lo largo de los
años de forma involuntaria. ¿Alguna vez has visto una fotografía tuya de hace mucho tiempo y te has dicho a ti mismo «Este
no soy yo»? Esto es algo que experimento a nivel personal
cada vez que veo una fotografía de mi etapa adolescente. La
persona que veo en la imagen indudablemente soy yo y, aun
así, lo veo como una persona del todo distinta. ¿Por qué? Pues
porque ha habido un cambio drástico en los pilares que cons-
truían al Víctor adolescente, y que ya no existen en la persona
que soy ahora. Las creencias, valores, principios, ideas, hábi-

tos y acciones no son los mismos, por lo tanto, la percepción de esa persona es diferente a la que tengo de mi yo actual. Compartimos conciencia y cuerpo, pero no somos la misma persona. No tenemos la misma identidad.

Mucha gente cree que un cambio de esta magnitud no es posible, y si esa es la predisposición que tienen antes de empezar, están en lo cierto. Henry Ford decía que «tanto si crees que puedes como si crees que no, estás en lo cierto». Estoy de acuerdo con la segunda parte. Si crees que puedes, cabe la posibilidad de que falles, pero si crees que no puedes, siempre estarás en lo cierto. Jamás lograrás algo si no tienes el absoluto convencimiento de que puedes hacerlo. Un cambio tan profundo requiere de mucho trabajo, convicción, constancia y esfuerzo, ya que no ocurrirá de la noche a la mañana y encontrarás resistencia a lo largo del camino, pero te aseguro que se puede lograr.

Cambiar tu identidad es el proceso más significativo que existe para ver un verdadero cambio a largo plazo en tu vida. De hecho, es la clave de todo proceso de transformación personal, ya que es la única manera de modificar y alterar el vínculo que existe entre tus creencias y tu comportamiento. El concepto que tienes de ti mismo ejerce una influencia muy marcada en tus conductas y acciones, las cuales, a su vez, reafirmarán y reforzarán quién crees que eres. No olvides que tu identidad debe ser consecuente con todo el sistema de ideas y creencias que contiene, por lo que si piensas en ti mismo de una manera determinada, acabarás llevando a cabo acciones que consoliden esa idea. Y esas acciones, a su vez, serán pruebas irrefutables que servirán para aceptar como una verdad que eres quien crees que eres.

Veamos un ejemplo. Si la idea que tienes de ti mismo es que eres un mal estudiante, tus acciones alineadas con esa idea serán no estudiar y procrastinar, porque para qué estudiar si eres muy malo estudiando. La acción de estudiar quedará desechada porque es una idea que entra en contradicción directa con tu autoconcepto. O tal vez intentes ponerte a ello, pero tu actitud y tus creencias limitantes serán un lastre que te impedirá involucrarte de lleno en el proceso y sacar todo tu potencial. Eso traerá unas consecuencias lógicas (en este caso unas notas malas) que reforzarán la idea que tienes de que eres mal estudiante y que no vale la pena estudiar.

Está claro que hay que romper ese círculo vicioso por algún lado. Mucha gente se fuerza a realizar acciones que entran en contradicción directa con su identidad, con lo que el camino siempre está lleno de resistencia y conflicto. En realidad, la mejor manera de romper ese círculo es empezar por la propia identidad.

Con la analogía de los moldes de dinosaurio verás enseguida a qué me refiero. Imagina que quieres hacer unas galletas en forma de dinosaurio. Tienes dos maneras de intentarlo. La primera es hacer unas galletas sin una forma especial y, una vez las saques del horno, coger un cuchillo e intentar cortarlas en forma de dinosaurio. Es probable que acabes con algo parecido a un dinosaurio, pero no hay duda de que el proceso no será demasiado satisfactorio: los bordes quedarán irregulares, te cargarás algunas galletas que acabarán siendo inservibles y tendrás todo un sobrante de masa (los pedacitos que recortes) que no podrás aprovechar y deberás tirar.

La segunda manera es comprar moldes con forma de dinosaurio. Si haces eso, aprovecharás toda la masa que has preparado (no malgastarás nada), los bordes quedarán perfectos y las galletas tendrán realmente forma de dinosaurio.

Los moldes son tu identidad, tu sistema de creencias e ideas; la masa de galleta, las acciones que llevas a cabo.

Los moldes vacíos no son galletas, del mismo modo que tu identidad sin acciones que la reafirmen y la consoliden tampoco es nada. Es visualización barata. Son afirmaciones positivas frente al espejo deseando que el universo se aparte y te deje paso para que logres todos tus sueños. Pero si tienes una identidad clara y luego actúas en consecuencia, cada acción tendrá un propósito y una coherencia. Cada acción rellenará el marco de referencia que determina la persona que quieres ser, del mismo modo que la masa de galleta rellenará todo el molde.

James Clear dice que la identidad es, en el sentido literal, la repetición de existir, y que la manera más práctica de cambiar quién eres es cambiar lo que haces. Para ello, sin embargo, debes determinar primero la persona que quieres ser y, acto seguido, demostrarte a ti mismo que eres esa persona con pequeñas victorias diarias.

¿Cómo podemos determinar la persona que queremos ser y empezar a cambiar nuestra identidad?

Ahí entran los valores personales.


## VALORES PERSONALES

Los valores son la unidad más fundamental sobre la que se construye tu identidad. Son cruciales, ya que determinan lo que nos importa y lo que no. Lo que valoramos y lo que no. Eso determinará nuestras decisiones. Nuestras decisiones, a su vez, definirán nuestros actos, y nuestros actos acabarán influyendo en nuestros resultados. En consecuencia, nuestros valores determinan directamente nuestros resultados. No podemos hablar de desarrollo personal si no hablamos de los valores personales. No podemos decidir que queremos ser una mejor persona si no tenemos antes claros nuestros valores, dado que son ellos lo que determinarán qué es mejor y qué es peor para nosotros.

Bryan Tracy en su libro *Metas* dice lo siguiente: «La vida se vive de dentro hacia fuera. Los valores hacen que seamos quienes somos. Todo lo que hacemos en el exterior está determinado por nuestros valores interiores. Cuanta mayor claridad tengamos respecto a nuestros valores interiores, más precisos y efectivos serán nuestros actos exteriores».

Si queremos convertirnos en una mejor versión de nosotros mismos, debemos establecer primero unos valores que determinen y refuercen esa nueva identidad, y luego respetarlos a toda costa. Ese será el pegamento que mantendrá unido el «yo» ideal que queremos esculpir, tanto en los buenos como en los malos momentos. Y es en los momentos difíciles cuando respetar nuestros valores marcará la diferencia, ya que nos permitirá mantener una brújula firme a la que siempre podremos recurrir, pase lo que pase.

Mi buen amigo y mentor Joan Gallardo lo explica de forma fantástica en su libro *Nunca renuncies a ser feliz*: «Vivir sin valores es como conducir sin volante. En una recta es fácil, pero cuando vienen curvas la hostia está asegurada».

Y, créeme, las curvas llegarán tarde o temprano. En forma de decisiones difíciles, de pérdidas o conflictos a los que tendrás que hacer frente, y será en ese momento cuando agradecerás tener unos valores sólidos que te marquen el camino que has de seguir y sobre los que poder apoyarte.

Si respetas siempre tus valores, te sentirás tranquilo y en paz con independencia de lo que ocurra. Por el contrario, si les fallas, estarás en conflicto a pesar de que en apariencia todo te vaya bien y logres un supuesto éxito ante los demás. Dentro de ti reinará el caos, el conflicto y el remordimiento.

## ALGUNOS MATICES SOBRE LOS VALORES

Existen decenas de libros que hablan de la importancia de los valores personales. No obstante, muchos de ellos, a la hora de proponerte que los encuentres, se limitan a decirte que escribas lo que es más importante para ti en una hoja. O te dan una lista de varios cientos de valores, muchos de los cuales acaban siendo sinónimos, y te piden que decidas y subrayes cuáles quieres respetar. Eso es mejor que nada, por descontado, pero en el fondo no es tan sencillo como apuntar lo que te importa o elegir algunas palabras de una lista. Porque lo que te importa en este momento puede llegar a ser perjudicial para ti, aunque ahora no te des cuenta. Y porque no todos los valores, por desgracia, son iguales.

Hay algunos valores que son del todo destructivos, tanto para ti como para tu entorno: el pesimismo, la discriminación, la vanidad, la ignorancia, el odio o la mentira serían algunos ejemplos claros. Valores negativos y nocivos que jamás le hicieron ni le harán bien a nadie. Tal vez estés pensando que nadie en su sano juicio elegiría unos valores negativos, pero eso no significa que no haya miles de personas cuyas existencias están guiadas por ellos, lo quieran o no. Lo sepan, o no.

Ciertos valores pueden aparentar ser positivos en primera instancia, pero acabar causando estragos dependiendo de cómo los enfoques y qué acciones lleves a cabo para respetarlos. Por ejemplo, la ambición bien canalizada puede ayudarte a alcanzar tus objetivos y tener la vida que deseas, pero una ambición desmedida en un ámbito concreto de la vida como el trabajo puede llevar a desatender otros aspectos importantes como la familia, las amistades o la salud.

Otros valores pueden quedar parcial o completamente fuera de tu control, por lo que no serán muy útiles a la hora de centrar tu identidad en torno a ellos. Si no puedes controlar tus valores, es probable que tus valores te acaben controlando a ti.

Pongamos por ejemplo el dinero. Mucha gente quiere dinero (todo el mundo, no nos vamos a engañar) y acaba centrando toda su existencia en torno a él. Sin embargo, el dinero no está por completo bajo su control. Pueden perderlo por mil causas ajenas a ellos, lo que ocasionaría una auténtica debacle en su identidad si es el principal pilar que la sustenta. Además, quienes valoran el dinero por encima de todas las cosas suelen tener otras características que los alejan de ser personas a las que tener como referentes. En efecto, la avaricia, la vanidad, el egocentrismo y el materialismo, entre otras lindezas, suelen ir de la mano. No digo que el dinero sea malo, solo digo que es un valor mediocre en la mayoría de los casos lo que se aplica también a otros valores bastante superficiales como la fama, el poder, el sexo o el reconocimiento ajeno.

Por norma general, los valores materiales o superficiales tienden a indicar un estado de inmadurez. Fíjate en la lista anterior y verás que esos valores suelen asociarse con la idea que alguien muy joven tiene del éxito. De hecho, el mismo concepto de éxito no acostumbra a ser un valor demasiado útil, en especial cuando la mayoría de las personas ni siquiera han determinado qué significa el éxito para ellas mismas. Pero de esto hablaremos más adelante, no nos adelantemos.

Los valores más abstractos y profundos, por el contrario, suelen ser mucho más interesantes y útiles, y son en los que te recomiendo que te centres para determinar los pilares de la persona que quieres ser.

Por ejemplo, imagina que en vez del dinero tienes como valor personal el esfuerzo. O la creatividad. O la disciplina. Todos ellos son valores constructivos que están bajo tu control; el dinero suele ser una consecuencia muy bien recibida de dichos valores, siempre que los respetes el tiempo suficiente. O al menos hacen que aumenten las probabilidades de lograrlo.

Otra cosa importante es que es probable que algunos de los valores que rigen tu vida vayan cambiando a lo largo de esta, y eso dependerá en gran medida del estado de desarrollo y crecimiento en el que te encuentres. Si te hallas en una situación precaria, quizá lo que más priorizarás serán valores como la seguridad, la estabilidad, el trabajo o incluso cosas materiales como la comida, el dinero y tener un techo para ti y tu familia. No creo que alguien que no llega a fin de mes tenga unas ambiciones de autorrealización espiritual muy marcadas, por ejemplo. Sin embargo, a medida que esa persona cubra sus necesidades más básicas podrá empezar a centrarse en otros valores mucho más profundos, como la conexión con otras personas, la aportación que hace a su entorno, el crecimiento personal o la búsqueda de propósito.

En resumen, lo que hemos visto hasta ahora sería lo siguiente:

1. Tu identidad es la imagen que tienes de ti mismo. Para que exista esta imagen debes asumirla como cierta, ha de ser consistente y se puede modificar.

2. Los valores son la pieza más básica que forma la persona que eres. Es importante tener claros estos valores para navegar por la vida del modo más virtuoso posible.

3. Los valores no son estáticos, pueden cambiar a lo largo del tiempo y hay valores más y menos recomendables, por muy elitista que pueda sonar.

Antes de pasar a determinar tus valores personales quiero acabar con algo de una importancia vital. Más arriba te he comentado que el principal motivo por el que la gente no logra prácticamente nada de lo que se propone en la vida es porque se centra demasiado en lo que tiene que hacer, en vez de focalizarse en quién se tiene que convertir. Y es del todo cierto, ya que la clave del cambio profundo que todos estamos buscando reside en efectuar una modificación en el orden de esos factores.

No obstante, todavía existe un punto previo imprescindible sin el cual cualquier intento de mejora, por perfecto que sea el orden con el que planteas el proceso, estará abocado de forma irremediable al fracaso. Vamos a verlo.

## UNA KETTLEBELL EN LA NIEVE

Es invierno, hace frío y todo está cubierto de nieve. Suena un despertador y un hombre mayor se levanta y se sienta en el borde de la cama. Resulta evidente su cansancio mientras se pone las zapatillas y mira al frente con la mirada perdida. Respira hondo, dejando entrever que su vida hace tiempo que carece de propósito y los días se mezclan sin trascendencia alguna.

A continuación vaga por los pasillos de su casa, distrayéndose apenas con las fotos que adornan las paredes. Una de esas fotografías capta en particular su atención. La coge entre sus frágiles manos y su mirada, antes perdida, cobra una determinación que no podemos ignorar.

El señor se dirige a su trastero, aparta varios cachivaches almacenados y llenos de polvo hasta que encuentra una kettlebell que tenía guardada. La intenta levantar, pero, al ser demasiado pesada, decide arrastrarla como puede hasta el cobertizo que tiene en el jardín. Una vecina lo mira con sorna mientras lucha por transportar el pesado objeto.

Al llegar al cobertizo pone la misteriosa fotografía que estaba mirando antes encima de una mesa que tiene delante, para que pueda verla en todo momento, y empieza a entrenar con la kettlebell. La levanta del suelo como puede y extiende los brazos, alejándola de él hacia delante, pero es demasiado pesada, se le cae y suelta un grito de impotencia y dolor. Eso no pasa desapercibido para algunos de sus vecinos, que se ríen de él pensando que ya no tiene edad para esas tonterías.

Se levanta al día siguiente y se mira al espejo. Está claro por su expresión que le asaltan las dudas. ¿Qué está haciendo? ¿Tal vez los demás tienen razón? ¿Debería dejarse de cuentos y seguir con su vida anodina? No obstante, en el último momento decide seguir adelante. Se compra ropa deportiva para poder entrenar mejor y saca la kettlebell y la fotografía al jardín, para que todo el mundo pueda ser testigo de lo que hace. Basta de esconderse. Coge la pesa del suelo y la levanta hasta la altura de la cadera, luego extiende los brazos hacia delante, alejándola y manteniéndola en esa posición con los brazos aún extendidos. Ya no se le cae y puede traerla otra vez de vuelta para depositarla luego en el suelo. Vuelta a empezar. Una repetición tras otra. Día tras día.

Una de las vecinas llama por teléfono a la hija del señor para avisarle de lo que está haciendo su padre, y esta llega tan pronto como puede, preocupada por él. El señor, con todo, hace caso omiso y sigue entrenando. Podemos ver que cada día, a las seis y media de la mañana, se levanta para hacer lo que ha decidido hacer. Lo que sabe que debe hacer. Las risas previas de desaprobación de los demás pronto se convierten en miradas de admiración: la actitud del señor es inspiradora. Incluso algunos niños del vecindario se unen a él mientras entrena, animándolo a seguir adelante.

Pasan los días y el señor se está arreglando para ir a la cena de Navidad con su familia. Lo podemos ver físicamente cambiado. Son cambios sutiles, pero cruciales: su mirada es fuerte y llena de determinación, su postura es mucho más erguida y su sonrisa casi perenne revela seguridad. Su aspecto no tiene nada que ver con esa persona que hace un tiempo estaba sentada al borde de la cama preguntándose la razón por la que se tenía que levantar cada mañana.

Llega a casa de su hija con un regalo bajo el brazo y, en cuanto entra, la nieta baja alborozada las escaleras que conducen al piso superior. El abuelo la mira lleno de amor y la niña le responde con una mirada idéntica. Él le da el regalo y cuando la niña abre la caja, descubre una estrella para adornar la parte superior del árbol de Navidad. Al cabo de unos minutos, los dos se toman de la mano, van hacia el árbol y, cuando están delante de él, el abuelo coge a la niña desde el suelo, la levanta y extiende los brazos hacia delante. Justo acaba de realizar el mismo movimiento que ha repetido centenares de veces en su casa con la kettlebell, pero esta vez lo ha hecho con su nieta para que pueda colocar en la cima del abeto la estrella que le acaba de regalar.

Los labios del señor dibujan una sonrisa de satisfacción cuando observa la sorpresa en la cara de los miembros de su familia. Al final de todo, vemos una breve imagen de su cobertizo, donde estaba la misteriosa fotografía que el señor tenía delante mientras entrenaba, que no es otra que una imagen de su nieta.

Esto que acabo de relatar es uno de los mejores anuncios que he visto y es un ejemplo perfecto de la importancia de encontrar tu razón. Tu propósito. Tu motivación más profunda. A fin de cuentas, tu «para qué».

La razón por la que quieres cambiar tiene que ser tan clara, brillante e inagotable como un sol que ilumine por completo tu nuevo yo. Nietzsche lo dejaba bastante claro al escribir su famosa frase: «Aquel que tiene un para qué puede enfrentarse a cualquier cómo». Las adversidades se superan con determinación, y solo la tendremos si está claro el motivo que nos impulsa a ir hacia delante.

A lo largo de los años miles de personas me han preguntado la razón por la que «no hacen lo que saben que tienen que hacer». A pesar de que hay muchas respuestas posibles, la más frecuente es que simplemente no quieren hacerlo.

Dicen que quieren.

Creen que quieren.

Están presionados desde fuera para querer.

Tal vez incluso quieran querer.

Pero en el fondo… no quieren.

Y no quieren porque no tienen una razón de peso suficiente que los espolee para soportar el proceso necesario para llegar a su objetivo. Tan simple como eso y, a su vez, tan difícil de aceptar. Quieren la cosecha, pero no el trabajo de sembrar. Quieren el resultado, pero no andar el camino. Quieren el fruto, pero no los callos ni el sudor. Saben que tarde o temprano ese sendero se cubrirá de resistencia, de obstáculos, de renuncias y de sacrificios. El sudor del esfuerzo diario regará el camino, y así solo es posible avanzar cuando la razón que te lleva a dar el siguiente paso está tan clara como la necesidad de respirar. Cuando el dolor de no hacer nada y seguir igual es mayor que el dolor de hacer algo.

Esto suele generar mucha resistencia. Y con razón. A nadie nos gusta que nos digan que la razón por la que no logramos nuestras metas y alcanzamos todo nuestro potencial somos nosotros mismos. Y, lo más importante, que está en nuestras manos cambiarlo. También está en nuestras manos aceptar que no queremos hacerlo, que es igual de válido. A fin de evitar enfrentarnos a esa realidad, ponemos en marcha toda nuestra maquinaria creativa para inventar justificaciones y enemigos invisibles, cuyo único objetivo es darnos la tranquilidad de que no es nuestra culpa ni nuestra responsabilidad.

Hablaremos de todo esto más adelante, pero al acabar este libro serás capaz de reducir tu capacidad para el autoengaño al máximo y podrás sincerarte contigo mismo de una vez por todas. De hecho, lo desearás, porque valorarás mucho más la verdad que cualquier fantasía que tu cabeza pueda fabricar, por mucha tranquilidad que te aporte a corto plazo.

Cuando hay un propósito claro, cualquier inversión de energía, esfuerzo o tiempo que esté alineada con ese propósito creará orden en nuestra conciencia. Eso hará que todo cobre sentido, que las piezas de nuestra vida por fin encajen y que todo se convierta en un proceso fluido y a favor de la corriente. De lo contrario, siempre irás con el freno de mano puesto.

Tu primera tarea de este libro, antes incluso de determinar tus valores, es identificar la razón que subyace detrás del cambio que ansías. Te recomiendo que no sigas leyendo hasta que no la tengas del todo clara. Me parece estupendo que quieras cambiar tu identidad, volverte una mejor versión de ti mismo y lograr todos tus objetivos.

¿Para qué?

¿Qué te anima a ello?

¿Qué quieres lograr con ese cambio?

Sumérgete en ti mismo con una sinceridad brutal, encuéntrala y grábatela a fuego en la mente. Esa será la llama que iluminará hasta el más oscuro rincón y te permitirá seguir adelante pase lo que pase.

## Razones equivocadas

Del mismo modo que hay valores equivocados, en mi opinión, también hay razones equivocadas por las que querer lograr tus objetivos, y alcanzarlos con una motivación errónea no es una señal de victoria, satisfacción o crecimiento.

No a largo plazo.

No a cualquier precio.

No hay nada peor que tener una motivación errónea, pero que arde de manera tan profunda en tu interior que te lleva a perseguir un objetivo que te hará infeliz a largo plazo, en algunos casos llegando a destruir toda tu vida en el proceso. El fin no justifica los medios. Estas motivaciones negativas están por todos lados, y casi todos las hemos usado en algún momento. Yo el primero. Ya sabes, razones como la venganza, el rencor, la envidia, el miedo o la inseguridad más absoluta.

Ganar dinero para dejar de parecer un perdedor e impresionar a tus amigos. Perder peso para que tu expareja se arrepienta de haberte dejado.

Lograr un ascenso para restregárselo por la cara a todos los que dudaron de ti.

Obsesionarte con la fama, seguidores y likes para buscar la validación externa.

Estar con otra persona por miedo a estar solo.

Y, en el fondo, entiendo a la perfección por qué tantas personas echan mano de estas razones. Funcionan. Son motivadores muy fuertes que nos pueden llevar a alcanzar nuestras metas de una forma implacable, pero te aseguro que dejarás demasiados residuos a tu paso con los que deberás lidiar tarde o temprano. Créeme, nadie se libra de limpiar su propia porquería, y tener un para qué nocivo hará que jamás estés en paz, con independencia de tus logros.

Esto es lo que le pasó al guitarrista Dave Mustaine cuando en 1983 lo echaron de su banda de heavy metal por comportamiento agresivo debido a su adicción al alcohol y a las drogas. Se volcó en su música y creó enseguida un nuevo grupo llamado Megadeth, que llegaría a ser uno de los más exitosos del mundo. Pero, a pesar de eso, su única motivación era superar a su anterior banda. Quería que se arrepintieran de haberlo echado y cobrarse así su ansiada venganza. Eso nunca llegaría a suceder, ya que la banda que lo echó era Metallica, y durante muchos años se vio a sí mismo como un fracasado, aun cuando a ojos ajenos era un auténtico referente y uno de los mejores guitarristas del género.

Por lo tanto, debes tener una motivación lo bastante fuerte y adecuada para seguir adelante. De lo contrario, no arrancarás o nunca te sentirás en paz con lo que logres. Nunca serás suficiente para calmar y saciar la inseguridad que propició tu cambio en primer lugar.

## Tu «PARA QUÉ»

Hechas las advertencias pertinentes, ha llegado el momento de empezar a buscar tu motivación más profunda.

¿Conoces la historia del inversor y el pescador? Había una vez un inversor norteamericano de viaje por la costa mexicana. Salió de su hotel a dar una vuelta por el pueblo en el que se encontraba y, al llegar al puerto, vio que un pescador atracaba su pequeño bote en el muelle, donde había un cesto lleno de peces. El inversor se acercó a él, lo felicitó por sus capturas y tuvieron la siguiente conversación:

—¿Cuánto tiempo has tardado en conseguir todos esos peces?

—Alrededor de un par de horas.

—Pues eres muy habilidoso si en tan poco tiempo has podido pescar tantos. ¿A qué dedicas el resto del día?

—Pues, mira, me levanto por la mañana, desayuno con mi mujer y mis hijos y luego los acompaño al colegio. Después voy dando un paseo con tranquilidad hasta el puerto y pesco durante un par de horas, vuelvo a casa a preparar la comida, me echo una siesta con mi mujer, voy a buscar a mis hijos al colegio, juego con ellos por la tarde y algunas noches voy con mis amigos al bar a tocar la guitarra.

—¿Y no has pensado en dedicarle más horas a la pesca?

—¿Para qué? Con dos horas pesco lo suficiente para dar de comer a mi familia.

—Pues porque si le dedicas más tiempo podrás ganar mucho más dinero. Mira, yo tengo un máster en Administración de Empresas y puedo ayudarte a crear un negocio muy rentable. Lo primero que tienes que hacer es pasar más horas pescando, vender el pescado sobrante, ahorrar dinero e invertirlo en un barco más grande y con un sistema de pesca más efectivo. Repitiendo el proceso, en unos años podrás acabar comprando varios barcos y tener una pequeña flota.

—¿Y para qué querría eso?

—Pues para crear una empresa de la que seas el jefe. Obviamente tendrías que dejar este pueblo y mudarte a Ciudad de México, ya que ahí están todos los contactos y posibilidades de negocio, pero los beneficios serían escandalosos.

—¿Y para qué querría hacer eso?

—Para, llegado el momento, sacar la empresa a bolsa y venderla, llevándote una millonada en el proceso.

—¿Y para qué quiero tantos millones?

—Para tener todo el tiempo del mundo y no sufrir por nada. Entonces podrías mudarte a un tranquilo pueblo costero, levantarte con calma con tu familia, acompañar a tus hijos al colegio, ir a pescar un par de horas, comer con tu mujer, dormir la siesta, jugar con tus hijos por la tarde y tocar la guitarra por la noche.

Esta historia ilustra a la perfección la necesidad de encontrar un para qué suficientemente importante. A veces nos obsesionamos con las métricas, los números, los likes, los seguidores, los beneficios y el crecimiento sin entender el para qué de dicha obsesión, o si de verdad nos va a aportar aquello que creemos que nos aportará.

Una técnica muy interesante para encontrar tu motivación más profunda es hacer lo mismo que hizo el pescador mexicano: preguntarte repetidas veces «¿Para qué?». Eso te permitirá indagar en tus motivaciones, diseccionarlas y encontrar la raíz del asunto, valorando si vale la pena o estás intentando lograr algo que no te ayudará.

Por ejemplo:

—Quiero tener más éxito en mi negocio.

—¿Para qué?

—Para ganar más dinero

—¿Para qué quieres más dinero?

—Para comprar más cosas y más caras.

—¿Para qué quieres comprar cosas más caras? ¿Las necesitas?

—No las necesito, pero creo que si tengo una ropa mejor, un coche más caro, un reloj más ostentoso y una casa más grande…, la gente me respetará más.

—¿Para qué quieres el respeto de gente que solo te lo da en función de tu nivel económico y las cosas que tienes? ¿Crees que el respeto que te mereces está ligado a tus bienes materiales?

Tal vez ahí descubras que las motivaciones para lograr tus objetivos dejan bastante que desear y que lo que necesitas no es ganar más dinero, sino ganar más respeto por ti mismo y empezar a valorarte como debes. Como decía antes, si persigues el dinero motivado por esa necesidad de validación externa es probable que lo logres, pero ninguna cantidad de dinero colmará esa sensación de inseguridad que tienes. Un vacío existencial nunca podrá llenarse con cosas materiales.

Veamos otro ejemplo:

—Quiero aumentar mi disciplina.

—¿Para qué?

—La necesitaré para perder peso y ganar músculo.

—¿Para qué quieres hacer eso?

—Para mejorar mi estado de salud y sentirme mejor.

—¿Para qué?

—Para poder jugar con mis hijos y que no me duela todo al día siguiente.

Ojo, cuidado, que ahí tenemos algo valioso y por lo que vale la pena luchar y poner toda la carne en el asador.

No tengas miedo a hacerte preguntas.

A indagar.

A cuestionar.

Sé implacable en este proceso, porque es necesario que lo seas. No saldrá nada bien si no eres capaz de sincerarte contigo mismo. Sin embargo, si te abres en canal para ti mismo, te conocerás un poco más y dejarás de gastar tiempo y energía en algo que en realidad no quieres, o que lo quieres por las razones equivocadas.

## ALGUNOS DE MIS VALORES

A continuación te detallaré algunos de mis valores personales, porque, a fin de cuentas, este libro no deja de ser una crónica de mi viaje en la búsqueda de mi mejor versión. Yo he vivido cada uno de los pasos que verás en estas páginas, y creo que explicarlos en detalle te puede inspirar o ayudarte en tu aventura.

La lista que muestro a continuación está compuesta por algunos de los valores conforme a los cuales intento vivir mi vida. Es importante entender qué significa cada cosa, porque muchas personas creen saber lo que significa la integridad, la humildad o la disciplina, pero en verdad no es así. Las definiciones son importantes, ya que solo podemos seguir, respetar o encarnar aquello que entendemos en profundidad. Otros valores no tienen mucho misterio, pero también te explicaré qué significan para mí y por qué he decidido incluirlos como pilares fundamentales de la persona que soy hoy.

Verás que muchos valores se relacionan entre sí de una forma íntima, y en muchos casos es imposible aislarlos, ya que dependen los unos de los otros.

Para ser fuerte debes ser valiente.

Para ser disciplinado debes ser fuerte.

Para permitirte ser vulnerable debes ser humilde.

Etcétera.

También te adelanto que he decidido incluir solo los valores que creo que son más versátiles para cualquier situación. Los valores troncales, por así decirlo. Creo con firmeza que la persona que se rija por ellos tendrá más probabilidades de mejorar en cualquier ámbito de su vida, ya sea personal, sentimental o laboral.

Sin más dilación, vamos con diez de mis valores personales.

## Coraje

La vida en toda su plenitud es para los valientes, no te quepa la menor duda, porque la vida se trata de no saber y, aun así, hacer algo al respecto. Y ese paso solo lo puede tomar alguien valiente.

El coraje es una virtud que el ser humano lleva anhelando, buscando y forjando desde hace milenios. No es de extrañar que sea una de las cuatro virtudes cardinales para el estoicismo, gran parte de cuyas enseñanzas estaban enfocadas a trabajarla y afianzarla en lo más profundo de nuestro ser.

El coraje es el primer valor que considero imprescindible, ya que de él emanan muchos otros. Hace falta coraje para hacer lo que debes. También es necesario para dejar de hacer lo que no debes. Hace falta coraje para ser vulnerable y para atreverte a querer con toda tu alma. Sin coraje no hay humildad. Ni vulnerabilidad. Ni libertad. El coraje, para mí, no se negocia.

Además, es el antídoto de la cobardía: uno de los peores males que puedes albergar dentro de ti y el origen de la mayoría de los problemas que han azotado y azotarán tu vida. Es estremecedor ser consciente de la cantidad de males que tienen su raíz en ella o que empeoran por su culpa.

Es importante matizar que la cobardía no es lo mismo que el miedo. El miedo es una constante que todo el mundo experimenta, un instinto que está integrado en nuestros genes. La cobardía, en cambio, es una actitud. Es dejarte arrastrar por el miedo y hacer cosas que sabes que no son correctas, que no están alineadas con tus valores y con la persona que quieres ser, debido a tu incapacidad para encarar ese miedo y sobreponerte a él.

Te garantizo que la cobardía está detrás de casi todas tus

malas decisiones, acciones equivocadas y errores que has cometido a lo largo de los años. Tómate unos minutos para reflexionar sobre ello y verás que tengo razón.

Ser un cobarde para enfrentarte al fracaso.

Para conocerte de verdad.

Para encarar la soledad.

Para asumir tu responsabilidad y las consecuencias de tus acciones.

Para aceptar la muerte.

Para alejarte de la comodidad excesiva.

Para no tomar el atajo.

Para resistir cuando hace falta.

Etcétera.

Lo peor de la cobardía es que es muy fácil disfrazarla de moralidad. Nietzsche observó que en el mundo hay miles de personas que hacen cosas supuestamente buenas amparándose en la virtud y la moral, pero, en realidad, esas personas solo están motivadas por el miedo que tienen a las consecuencias de no hacerlas.

La cobardía nos envejece mucho más que los años. Como decía Facundo Cabral, además de la piel, el miedo nos arruga el alma. Y esto la gente lo percibe. Tú mismo lo percibirás en ti y te generará rechazo, pero el problema es que no puedes escapar de ti y cada vez te sentirás más amargado y hastiado en tu propia piel.

Un cobarde se conforma con sobrevivir, con ir tirando, con arrastrarse por la vida sin levantar demasiado la cabeza por miedo a las consecuencias. No se atreve a hablar por miedo a ser juzgado, a que lo critiquen o a fallar siquiera. Y tampoco se atreve a enfrentarse a sí mismo por miedo a la verdad. Tal es el poder que el miedo tiene en nosotros y en nuestra existencia.

El coraje no es la ausencia del miedo, es actuar a pesar del miedo. Un valiente decide tomar las riendas de su existencia y hacer todo lo posible para mejorarla, pese al miedo. Decide aceptarlo como un compañero de viaje, pero es él quien toma las decisiones. Es él quien se atreve a hacer algo bueno, en vez de limitarse a no hacer algo malo.

Una vida que ha transcurrido con coraje es una vida digna, y cada arruga que sale en el camino tiene una historia detrás que merece ser explicada y recordada. Una vida golpeada por el miedo es una vida pequeña, minúscula, en la que cada una de nuestras arrugas hablará de las veces que quisimos hacer algo pero no nos atrevimos, que quisimos decir algo pero callamos, que anhelábamos algo pero no lo expresamos.

El valiente elige la libertad, aunque sea a cambio de su seguridad. El cobarde opta por la seguridad, aunque sea a cambio de su libertad, valores y principios.

## Fortaleza

La fortaleza es un valor fundamental si el objetivo es tener una buena vida, ya que es la capacidad de resistir, soportar y vencer los obstáculos que se interpondrán en el camino. Es la virtud que te permitirá no ceder ante la presión, mantenerte firme ante la incertidumbre y el caos, fiel a tus valores y principios, y superar las dudas que asaltan tu mente.

La fortaleza te aportará la seguridad y la confianza de no desear de manera constante una vida fácil y sin retos. En su lugar, aceptarás una vida llena de desafíos, porque sabes que puedes asumirlos, sobreponerte a ellos y crecer en el proceso o, en caso de fallar, aceptar las consecuencias sin derrumbarte. Cuando desarrollas tu fortaleza de forma plena, no necesitas sentirte seguro y protegido a todas horas porque sabes que eres capaz de afrontar cualquier situación con entereza y, lo más importante, sin corromperte en el camino.

Por desgracia, la fortaleza lleva siendo objeto de críticas y censura mucho tiempo, quizá porque un individuo fuerte es mucho más difícil de controlar y manipular que alguien débil y sumiso. A mucha gente, cuando piensa en la fortaleza, le vienen a la cabeza imágenes de violencia, agresividad o crueldad. Nada más lejos de la realidad: todas esas características están mucho más vinculadas a la debilidad (en especial moral) que a la fortaleza.

Si crees que las personas fuertes son peligrosas, espera a ver de lo que son capaces las personas débiles.

El débil es el que decide utilizar algunas expresiones de fortaleza para su provecho personal, pasando por encima de quien sea necesario y aprovechándose de los que percibe que están por debajo de él. El débil es una persona gobernada por el miedo, y todo lo que hace está supeditado a él, y por eso es alguien en potencia tan peligroso.

Una persona verdaderamente fuerte es una persona cálida, amable y protectora, capaz de respetar las decisiones que ha tomado en su vida y dispuesta a asumir las consecuencias. Es una persona ante la que puedes bajar la guardia porque sabes que, a su lado, estás a salvo.

Existen dos tipos de fortaleza: la física y la mental. Para ser nuestra mejor versión debemos cultivar ambas de forma armoniosa, y hablaremos con detalle de cómo hacerlo más adelante.

## Humildad

La humildad es uno de los valores que más vinculados están con la paz interior, el autoconocimiento y el crecimiento, ya que es la virtud que nos permite ser conscientes de nuestras propias limitaciones, afianzar la idea de que no somos superiores a nadie, de que el mundo no nos debe nada y de que hay vida más allá de nosotros mismos.

La humildad es el antídoto del orgullo y la vanidad.

El orgullo, la vanidad y la inseguridad van de la mano.

La inseguridad y la debilidad, también.

Y la debilidad y la cobardía, también.

El gran problema de la humildad es que es una gran incomprendida. Muchos la confunden con sumisión, debilidad, baja autoestima, e incluso creen que ser humilde significa no decir nunca nada bueno de uno mismo. Nada más lejos de la realidad. La humildad no es pensar menos de ti. Es pensar menos en ti. Es vivir con plenitud en la verdad de quién eres en realidad.

Hay que estar muy seguro para poder ser de verdad humilde. Para poder decir «No lo sé», «Me he equivocado» y «Perdón». Y, además, decirlo de corazón. Hace falta humildad para mantenerte en los límites de tu propia competencia y aceptar que hay cosas que desconoces, que se escapan por completo a tu comprensión y que si te inmiscuyes en ellas empeorarás las cosas. Miles de personas se niegan a aceptar sus propias limitaciones y acaban destruyendo su entorno y a ellos mismos en el proceso. Y eso se debe a una falta de humildad inmensa.

La humildad te permite aceptar quién eres, y para eso se necesita mucho autoconocimiento, ya que no puedes aceptar por entero aquello que desconoces. De hecho, las personas más ignorantes suelen ser a su vez las más vanidosas. Piensa en

ello durante unos minutos y tú también establecerás ese vínculo inequívocamente.

También hay que quererse mucho y bien para tener la humildad necesaria que permita generar un desapego saludable
con uno mismo y sus logros, y para entender que se extiende
un largo camino más allá de ellos.

Hay dos grandes vías para desarrollar la humildad. La primera es buscar la verdad siempre. La verdad es la que es, y
requiere de un trabajo de humildad increíble para aceptarla,
en vez de intentar torcerla para que encaje en lo que queremos
que sea. La segunda es salir todo el tiempo de tu zona de confort, porque eso te mostrará de forma flagrante todo lo que no
sabes, todo lo que te queda por aprender y por experimentar.
Salir de las gradas y poner un pie en el barro te mostrará tus
limitaciones, pero a su vez aumentará la confianza en ti mismo
por el mero hecho de haber decidido dejar de ser un especta-
dor de tu propia existencia. Eso hará que estés en paz con esas
carencias mientras trabajas por mejorarlas y sobreponerte a
ellas con el esfuerzo diario.

Mucho cuidado, porque existe una hermana malvada de la
humildad, y es la falsa humildad. Aquella que nos empuja a
denigrarnos a nosotros mismos solo para arrancar una alaban-
za de los demás y alimentar de forma sibilina esa vanidad y ego
que en el fondo nos controla. Es una manera retorcida de lograr el elogio que te quieres dar, pero a través de una boca ajena.
Martin Luther King la describía de un modo soberbio, diciendo
que la humildad de los hipócritas es el más grande y altanero
de los orgullos.

El crecimiento verdadero pasa de manera forzosa por la
humildad. Tu mejor versión está al final de ese camino.

## Disciplina

A lo largo de mi existencia no me he caracterizado por ser una persona disciplinada. Me he tenido que convertir en una, y déjame decirte que todos los aspectos de mi vida han mejorado en consecuencia.

La disciplina es hacer lo que sabes que tienes que hacer, te apetezca o no. Es el puente que separa los planes de los actos, la persona que eres de la persona que podrías ser. Es ser capaz de no dejarte llevar por lo que te apetece en el momento y perder de vista lo que de verdad quieres en la vida, porque los momentos pasan pero la vida sigue. Ser capaz de posponer la gratificación instantánea para lograr algo mucho más importante en el futuro es imperativo si lo que queremos es lograr una vida plena, con sentido y propósito.

Por desgracia, la vida moderna está diseñada para que nos perdamos sin cesar en las distracciones, el placer vacío y la gratificación barata a corto plazo: comida basura, redes sociales, pornografía, notificaciones, videojuegos…

Ahora te pido que te pares un segundo y pienses en todas las cosas que tienes en tu vida que valoras de verdad. ¿Cuántas de ellas las has logrado siguiendo solo esa gratificación instantánea? Es probable que muy pocas. ¿Y cuántas de ellas están en tu vida porque has hecho el trabajo necesario para que así sea? Puede que muchas. O todas.

Ahora piensa en la cantidad de veces que has caído en la tentación, has sucumbido a esta recompensa inmediata y eso te ha alejado de tus objetivos. ¿Cómo te has sentido justo después? Apuesto a que no muy bien. Probablemente te has sentido insatisfecho, vacío y decepcionado contigo mismo. Decepcionado por la falta de control que tienes y porque estás fallándole a tu futuro yo. Todas las decisiones que tomas, lo quieras o no, seas consciente o no, afectan a la persona que serás. Y la falta de disciplina es una de las principales fuentes de las que emana la infelicidad futura.

Todo lo importante y lo que vale la pena se logra con trabajo, esfuerzo, constancia y ahínco. Se logra aprendiendo a renunciar a otras cosas menos relevantes por el camino y, por ende, con disciplina. En realidad, gran parte del desarrollo personal se acaba reduciendo a elegir el largo plazo, en vez de tirarte de cabeza hacia el corto plazo.

Brian Tracy, autor del gran libro *¡Tráguese ese sapo!*, decía que la habilidad de disciplinarse a uno mismo y retrasar la gratificación inmediata para lograr una recompensa mayor a largo plazo es un requisito indispensable del éxito. Y recuerda que no me estoy refiriendo solo a un éxito empresarial o monetario. Este principio se aplica a lo que tú definas como éxito, sea lo que sea. Los principios son los mismos.

El problema es que la disciplina suele disfrazarse de sufrimiento a corto plazo, pero suele reportar grandes beneficios a largo plazo. Sin embargo, la mayoría de las personas quieren beneficios en un periodo relativamente breve, pero ese camino suele llevar a grandes sufrimientos en un periodo relativamente largo.

Levantarte hoy temprano y entrenar, en vez de quedarte bajo las sábanas, te permitirá tener un buen estado de salud, una mente fuerte y un buen físico el día de mañana. Y te permitirá tener tiempo libre más adelante en tu día para pasarlo con las personas que quieres o disfrutando de un rato de calidad contigo mismo.

Comer bien hoy en vez de atiborrarte de procesados hará lo mismo por tu salud, tu físico y tu longevidad.

Leer hoy en vez de mirar Netflix o de pasar horas en las redes sociales te hará una persona mucho más culta, útil, realizada y con algo que ofrecer al mundo.

Irte a dormir temprano hoy en vez de quedarte viendo la tele o jugando a los videojuegos hasta las tantas de la madrugada hará que estés más descansado, más optimista, más receptivo y con mayor vitalidad al día siguiente.

Por desgracia, mucha gente no sabe cómo ser disciplinada, o incluso creen que ellos no son disciplinados. Y es del todo normal que piensen así cuando no tienen claro un para qué ni un quién. La disciplina es un valor que se aplica a las acciones que quieres realizar, pero que está arraigada en tu identidad y en tu motivación más profunda. No puedes ser disciplinado en algo que, en el fondo, no te importa. Tampoco puedes serlo si no te ves a ti mismo como una persona disciplinada.

Yo empecé a ser disciplinado cuando tuve una razón lo bastante importante que me empujó a serlo. Cuando las razones están claras, las decisiones se vuelven muy fáciles de tomar. Cuando tomas la decisión de que la persona que quieres ser es disciplinada y refuerzas ese valor con pequeñas acciones diarias, serás disciplinado. Todo empieza con una decisión. Todo sigue con una acción.

Cuando alguien no tiene esos dos requisitos previos, intenta usar la motivación como principal motor del cambio. Sin embargo, la motivación es una alternativa muy inferior a la auténtica disciplina, sobre todo porque la motivación es una emoción, y las emociones vienen y van. No estarás motivado siempre, y si solo haces las cosas cuando estás motivado las harás muy pocas veces. Y si las haces muy pocas veces tendrás los resultados consiguientes. De eso que no te quepa la menor duda.

Ojo, como es obvio, debe existir un equilibrio. Vivir la vida sin margen de maniobra ni espacio a la improvisación, al placer, al descanso o a la desconexión… es igual de malo. La disciplina puede ser un valor en potencia destructivo si se lleva demasiado lejos, tal como comentaba antes. Pero la mayoría de las personas no pecan de eso. Pecan de lo contrario. Y así les va.

Gánate tu tiempo libre.

Gánate tu descanso.

Ten disciplina hoy para hacer lo que tienes que hacer.

Disfruta mañana de la libertad de hacer lo que quieres hacer.


## Integridad

La integridad, muy ligada a la disciplina, es uno de los valores más importantes que puedes adoptar siempre que decidas respetarla y honrarla hasta las últimas consecuencias, ya que influirá en tu vida y en la de las personas de tu entorno cercano de una forma muy positiva. Pero, para hacerlo, primero debes entender qué es la integridad.

Mucha gente cree que la integridad se basa tan solo en ser fiel a lo que dices y no traicionar tu palabra. Esto es una parte muy importante de la integridad, por supuesto, y se lleva reforzando y valorando desde hace cientos de años. Por ejemplo, una de las siete virtudes incluidas en el código samurái del bushido se llama *makoto*, que representa la idea de que un samurái no tenía que dar su palabra, ya que el mero hecho de hablar formaba parte de la acción. Para un samurái, hablar y hacer eran exactamente lo mismo. Un samurái tenía integridad, y esta estaba vinculada a su honor.

Si dices que vas a hacer algo, hazlo.

Y si dices que no lo vas a hacer, no lo hagas.

Punto.

Tan fácil y tan difícil a la vez.

En la actualidad las palabras tienen muy poco valor. De hecho, son gratuitas. Por eso hay tanta gente que habla y habla sin parar, pero no hace nada en absoluto para apoyar aquello que dice. Hacen promesas vacías y no pasa nada. No hay consecuencias que afrontar, porque todo el mundo da por sentado que no se van a cumplir. Incluido el que las ha hecho.

Creo que es nuestro deber poner el rasero mucho más alto, en especial para con nosotros mismos. Si los demás no cumplen su palabra es asunto suyo, pero la responsabilidad de ser consecuente e íntegro con lo que hemos dicho es solo nuestra. Además, la integridad está relacionada de manera directa con la confianza, hacia los demás y hacia uno mismo. De hecho, es necesario que exista una para que se dé la otra.

Te hago una pregunta: cuando confías en alguien, ¿por qué lo haces? Quizá porque sabes que no te va a fallar y te lo ha demostrado repetidas veces. Es decir, la confianza requiere pruebas.

¿Cómo pretendes, entonces, confiar en ti mismo si no paras de darte razones para no hacerlo, si dices cosas que no cumples, si no tienes un mínimo de respeto por las palabras que salen de tu boca?

Es el momento de ser coherente. Toma la decisión inamovible de que cuando digas algo, lo cumplirás. Y si no, mantente callado y no lo digas.

Eso hará que hables menos, en especial cuando se trate de cosas importantes. Y eso no es malo. Una de mis máximas es «escucha el doble, haz el triple y habla la mitad».

Haciendo eso te prometo que encontrarás una sensación de estima y dignidad hacia ti mismo como pocas veces has sentido. Aprenderás a valorar el respeto y la coherencia a largo plazo en vez de querer complacer a corto plazo. Empezarás a ver que eres una persona en la que puedes confiar, y cada vez que cumplas lo que dices estarás poniendo una pieza más que cimentará la persona que quieres ser.

No obstante, la integridad va más allá de ser consecuente con lo que dices y con lo que luego haces. Existe una capa más profunda, y se accede a ella estando a la altura de tu potencial. De lo contrario, te aseguro que nunca vas a poder apaciguar ese vacío tan familiar y molesto que sabes que tienes en tu interior. Intentarás llenarlo con cosas carentes de significado, pero lo único que colmará ese espacio es una dosis salvaje de integridad.

Para mí, la integridad es el resultado de la alineación entre tus palabras, acciones, valores y creencias. La vida no va de ser perfecto, sino de sentirse completo. Y te sientes completo, íntegro y alineado con tu propia esencia cuando la persona que quieres ser es la persona que estás siendo.

Es imposible tener una vida plena sin esa clase de integridad, y esforzarse a diario por lograr ese objetivo es una de las piedras angulares para solucionar uno de los grandes males que afligen a la sociedad actual: la falta de amor propio y de autorrespeto.

Muchas personas tienen una baja autoestima que las lastra de forma significativa en todos los ámbitos de su vida, y una de las razones principales por las que esto ocurre es porque no confían en ellas mismas. Esto se debe, en gran medida, a una ausencia flagrante de integridad por su parte. Saben que en su vida hay una discrepancia constante entre lo que creen, dicen, hacen y son. Nunca se han dado la oportunidad de demostrarse a sí mismas que son personas fiables, y es muy difícil querer a alguien que no se haya ganado tu confianza, algo que, por supuesto, también se aplica a ti mismo.

Las consecuencias de comprometer tu integridad son graves y pueden acabar agrietando de manera irreparable los

LA PERSONA QUE QUIERES SER                    59

mismos pilares de tu existencia. Te recomiendo que seas muy estricto a la hora de respetar este valor y no dejes pasar esas pequeñas oportunidades para reforzarlo. Como haces las pequeñas cosas es como haces las grandes. Si no eres capaz de ser íntegro con las pequeñas decisiones y problemas de la vida, no esperes serlo en los momentos decisivos. Para entonces las grietas serán tan profundas que tu esencia se vendrá abajo cuando intentes estar a la altura de lo que esperas de ti mismo.

Empieza haciendo lo que sabes que tienes que hacer, por pequeño que sea, aunque nadie te esté mirando. ¿Sabes por qué? Porque tú te estás mirando. Y eso es más que suficiente. O debería serlo.

## Vulnerabilidad

Puede ser difícil de creer, pero te aseguro que la vulnerabilidad es el punto del que nace la innovación, la creatividad y el cambio. Es el centro desde el que se crean las conexiones más profundas y significativas entre personas.

Muy poca gente se atreve a ser él o ella misma, tanto en la vida real como en la virtual, esto es, las redes sociales. En especial en estas últimas, ya que se han convertido en una vía que facilita mucho poder construir una imagen idealizada de uno mismo que el resto del mundo se crea a pies juntillas. Y son muy pocos los que dejan pasar la oportunidad de parecer perfecto ante los ojos de los demás. O incluso ante sus propios ojos. Demasiado tentador para no aprovecharlo.

Mostrarse intachable. Con una vida perfecta. Con una sonrisa perenne de oreja a oreja. Con optimismo y el ánimo por los cielos siempre. La casa siempre limpia. Los platos que preparas, exquisitos y dignos de aparecer en el perfil de Instagram de los cocineros más talentosos.

A estas alturas de la película todos deberíamos saber que eso no es más que una fachada. La vida no es así, y no pretendo parecer negativo o pesimista. Es realismo puro y duro. La vida no es idílica. Ni perfecta. Ni justa. Hay platos sucios y polvo debajo del sofá. Hay ropa por doblar, lavadoras que poner y la nevera a veces está tan vacía que da vergüenza abrirla. Hay lágrimas, tristeza, ansiedad, miedo y momentos en los que quieres tirar la toalla. Eso también es la vida.

Los esfuerzos exagerados y constantes por intentar aparentar algo que no somos son una muestra clara de la inseguridad más flagrante que nos sacude por dentro. He estado ahí. Durante años sufrí de ese mal, y cuesta mucho hacerse una idea de lo liberador que es desprenderse de las cadenas de la supuesta perfección. Del miedo al rechazo. Del yugo que supone la imagen ideal que intentas mantener y en la que vives recluido, oprimido y encorsetado.

Mucho cuidado, porque la vulnerabilidad no significa llorar y quejarse de tu existencia mientras te haces un ovillo en un rincón, al tiempo que te regodeas de lo injusta que es tu vida. He dedicado un capítulo más adelante a los quejicas y las víctimas profesionales, en el que entenderás con claridad la diferencia.

En los últimos años he experimentado en mis propias carnes el poder curativo de la vulnerabilidad, la sensación de sanación que te inunda cuando abres tu corazón de lleno y dejas de aparentar que tu vida es perfecta. Y, sobre todo, la paz que te envuelve cuando comprendes que, de verdad, no pasa nada por dejar de fingir que eres alguien que en realidad no eres.

Crees que la gente dejará de apreciarte o respetarte por

ello, pero esto ocurre porque te has llegado a identificar demasiado con ese espejismo que tratas de mantener a todas horas, y quizá porque te importa demasiado lo que los demás piensen de ti.

Te puedo asegurar que nadie que te quiera de veras dejará de hacerlo por mostrarte vulnerable. Al contrario, te querrá más, porque habrá establecido una conexión más genuina y profunda contigo. Con tu yo verdadero. Las únicas personas que se apartarán son las que se habían acercado a tu espejismo, no a tu verdad. Debes preguntarte, entonces, si esa pérdida es algo por lo que debas sufrir o lamentarte.

Es importante que entiendas de una vez que nadie tiene una vida perfecta. Todos tenemos los mismos problemas, pasamos por las mismas mierdas y sufrimos los mismos miedos e inseguridades (o muy parecidos), pero creemos que somos únicos y que nadie nos entenderá. Pero sí, la mayoría te entenderá ya que, incuestionablemente, han pasado, están pasando o pasarán por algo parecido. No te quepa la menor duda.

Ocultamos y reprimimos todo lo que nos ocurre, incluso de nosotros mismos, porque tenemos auténtico pavor a parecer débiles, a que nos juzguen o a que nos rechacen. Nos invade la vergüenza al creer que dejaremos de ser merecedores de la conexión que tenemos con las otras personas. Esa conexión que, a cierto nivel, da significado a nuestra vida.

La realidad es que, como dice la doctora Brené Brown, la vulnerabilidad no es sinónimo de debilidad. Al contrario: hay que ser muy fuerte para dejar de aparentar ser perfecto. La vulnerabilidad es uno de los indicadores más claros del coraje.

La mayoría de las personas consideran que la vulnerabilidad propia es un síntoma de debilidad, pero cuando ven a sus seres queridos siendo vulnerables, mostrándose tal como son, suelen interpretarlo como una muestra de valentía y coraje.

Paradójico, ¿no? Tal vez la vulnerabilidad propia solo pueda entenderse y abrazarse cuando se tiene una buena dosis de amor por uno mismo.

Tus demonios más profundos (envidias, deseos, celos, miedos, enfados, rencores…) no son solo tuyos. Todo el mundo los tiene. Todo el mundo está librando una batalla de la que no sabes nada, pero que se parece a la que estás librando tú mucho más de lo que crees.

Tus sentimientos no son el problema. El problema es no plantarle cara a lo que sientes, aceptarlos, aprender a gestionarlos y canalizarlos de manera correcta y hacer la promesa de aprender de ellos.

Mostrarse vulnerable tampoco es el problema. El problema es quejarse, no hacer nada para solucionar o mejorar la situación, identificarse demasiado con ese rol de víctima que te has autoimpuesto y valorar más de la cuenta la atención y la simpatía que recibes por ello.

No tengas miedo de mostrarte vulnerable.

La vulnerabilidad nos hace humanos.

El esfuerzo de no desfallecer a pesar de las heridas nos hace dignos.

## Autosuficiencia

Desde que tengo uso de razón me han inspirado mucho las personas que son capaces. Que están preparadas para cualquier cosa. Que son autosuficientes. Aquellas que pueden cuidar de sí mismas y de las personas de su entorno, que tienen una seguridad increíble en sus valores, en su conocimiento y en sus habilidades, que son muchas y variadas. Aquellas personas que son una suerte de navaja suiza, que son multiusos —siempre están preparadas para cualquier situación— y saben que pueden contar con ellas mismas en todo momento. Eso forja un carácter especial, fuerte y seguro.

Me fascina ese tipo de persona. Quiero ser ese tipo de persona y trabajo de forma incesante para lograrlo.

Por eso la autosuficiencia es un valor al que le doy tanta importancia, y te recomiendo que también pase a formar parte de tu lista de valores fundamentales. Cuando decides no depender de nadie, la creatividad, la iniciativa y la resolución se multiplican. Porque no hay otra. Porque entiendes que si no lo haces tú, no lo hará nadie. Y en el fondo quieres ser tú el que lo haga.

Hay un dicho popular que dice: «Un pájaro posado en una rama nunca tiene miedo a que se rompa, porque su confianza no está puesta en la rama, sino en sus propias alas». Eso es la autosuficiencia. Estar tranquilo porque estás contigo.

Ser autosuficiente, sin embargo, no se limita a tu conocimiento, tus posesiones o habilidades. También es importante serlo a nivel emocional y personal. Es decir, es imperativo tener una buena relación con tus emociones, tus pensamientos y, en definitiva, contigo mismo. Esa es la única manera de lograr un auténtico bienestar, con independencia de si estás solo o acompañado. Contigo te basta. Estás en buena compañía, en buenas manos.

A lo largo de los años he podido constatar que uno de los principales problemas que debemos afrontar es la incapacidad de estar bien con nosotros mismos. Hay muchas personas que no se aguantan a sí mismas, que se consideran un engorro, y necesitan a otras personas para distraerse de esa realidad.

Recuerda que vas a estar contigo toda tu vida. Si necesitas a otra persona para tener felicidad, bienestar… o para, incluso, erigir sobre ella una identidad y unos valores, tu vida será un castillo de naipes. A la que esa persona no esté (que siempre puede pasar) te sentirás perdido y no sabrás siquiera quién eres. Porque tu identidad no existe cuando estás solo. Eras tú con la otra persona. Y eso se acabó. ¿Lo entiendes?

Tu media naranja eres tú. Debes serlo. Es importante que entiendas que no necesitas a nadie para completarte. Esa es tu responsabilidad y debes asumirla, no delegarla. Nadie merece tal yugo. Nadie debe estar a cargo de tu bienestar aparte de ti. Nadie debería tener que completarte. Debes ser capaz de sentirte completo por ti mismo. Debes quererte para poder querer.

Ser diestro en muchas habilidades y disciplinas requiere trabajo, constancia, paciencia, esfuerzo y disciplina. Ser estable a nivel emocional requiere madurez, autocuidado, respeto por uno mismo, sinceridad y prioridades claras.

Eso forja el carácter, no te quepa la menor duda.

Cuando eres capaz y te sientes capaz, ganas confianza en ti mismo. Siempre digo que la seguridad en uno mismo viene a través de la competencia. De ser competente. De saber que eres capaz de salir adelante siempre y, por defecto, eres capaz de defenderte ante la vida.

No eres alguien al que deben venir a salvar cuando las cosas van mal. Empiezas a verte como tu propia responsabilidad, no la delegas en otras personas. Puedes salvarte a ti mismo e incluso tienes potencial para echar una mano a los demás. Dejas de ser parte del problema y empiezas a ser parte de la solución.

## Conexión

Somos seres sociales. Hemos evolucionado así, y es del todo normal que queramos y necesitemos construir nuestra vida en torno a conexiones significativas con otras personas.

Fíjate lo importantes que son las conexiones para el ser humano que, cuando nuestra vida carece de ellas, intentamos crearlas con cualquier cosa que nos produzca una sensación de bienestar, aunque sea cortoplacista o venga con una buena lista de problemas asociados. De la falta de conexiones verdaderas suelen surgir la mayoría de las adicciones. Al trabajo, al sexo, a las drogas, a la pornografía, al riesgo, a las apuestas… Johann Hari, autor del libro *Conexiones perdidas*, afirma que lo opuesto a la adicción no es la sobriedad, sino la conexión.

En 2020 nos encerraron a todos en casa durante varios meses, y lo que en realidad causó estragos en la sociedad, aparte del virus, fue que de la noche a la mañana dejamos de estar conectados. De ahí surgieron la mayor parte de los efectos secundarios del confinamiento. De hecho, el uso de redes sociales aumentó de manera exponencial en ese periodo, pero la sensación de soledad no hizo más que dispararse.

No en balde muchas personas afirman que esta generación es la más conectada, pero a la vez la que más sola se siente. «Conexión» no significa tener un número muy grande de seguidores en tu red social preferida, significa tener relaciones que hagan que te sientas escuchado, entendido y que te den una sensación de pertenencia. Hay un dicho muy famoso que afirma: «La gente olvidará lo que dijiste, olvidará lo que hiciste, pero nunca olvidará cómo la hiciste sentir». Esa es la base de las conexiones humanas: lo que te hacen sentir.

Hay dos puntos de conexión significativos que debes intentar honrar: contigo mismo y con tu entorno, pero, dado que las demás personas están fuera de tu zona de control (ya lo veremos más adelante), me centraré de modo específico en lo primero.

La mayor expresión de conexión contigo mismo es el respeto que te tienes, y es una pieza fundamental e innegociable a la hora de lograr una autoestima positiva y saludable. De hecho, se podría argumentar que el respeto es una de las mayores muestras de amor hacia ti mismo, ya que el amor está vinculado de forma íntima al respeto. No puedes querer aquello que no respetas y eso te incluye a ti mismo.

Son muchos los que se preguntan por qué la gente no los respeta, sin entender que la primera pregunta que han de hacerse es si se respetan a ellos mismos. Pocos lo hacen de forma genuina, sobre todo porque nunca se han dado razones para hacerlo. Curiosamente, las personas que respetan menos a los demás también son las que se respetan menos a ellas mismas. Es un círculo vicioso, porque no puedes ofrecer aquello que no tienes.

El respeto por uno mismo es una consecuencia de llevar una existencia con sentido, con virtud y en consonancia con tu identidad y propósito. De conocerte a ti mismo en profundidad, de saber cuáles son tus necesidades, deseos y anhelos, y hacer todo lo posible por cubrirlos. De hablarte bien, tratarte como mereces y tener unos hábitos saludables, porque el autocuidado y el autorrespeto son inseparables.

El respeto por uno mismo también pasa de manera forzosa por hacer lo correcto, por decir la verdad o, al menos, no mentir. Es también aceptarte a ti mismo con plenitud. No solo con tus virtudes y fortalezas, sino con tus fallos y debilidades. Aprender a convivir con ellos y dejar de apartarlos como si no formaran parte de ti, aun sin cesar de mejorar en el proceso. Es saber marcar límites claros, no dejar que se sobrepasen ni que te pisen y aprender a decir que no de forma clara y rotunda.

El respeto habla el idioma del perdón. Si no eres capaz de perdonarte, eres incapaz de respetarte y de quererte. Eso no significa que ignores la realidad y las consecuencias de tus errores, pero debes tratarte bien a pesar de ellos, ya que de lo contrario jamás serás capaz de pasar página, enmendar el error, sanar y seguir adelante.

Empieza conectando de verdad contigo. Si estableces esta conexión, te garantizo que nunca te sentirás realmente solo y la compañía que decidas tener a partir de entonces siempre te llegará por elección, no por necesidad.

## Presencia

Hace tiempo oí una frase en una película que se me quedó grabada a fuego, decía así: «El ayer es historia, y el mañana es un misterio. Sin embargo, el hoy es un regalo, y por eso se le llama "presente"».

La presencia es el único camino que conozco para comprender, interiorizar y disfrutar la verdadera belleza del mundo. Todos vivimos y transitamos por nuestra vida. La diferencia es que algunos lo hacen como si fuera un accidente, en vez de una elección. Funcionan por inercia, yendo de un lado a otro ansiosos por lo que ocurrirá, o angustiados por lo que ocurrió, pero nunca en paz, apreciando y aprovechando lo que está ocurriendo ahora.

La presencia es un regalo que te haces a ti, pero también a los que te rodean. Ser capaz de dedicar tu plena atención a la persona con la que estás es un auténtico lujo que muy poca gente puede permitirse, porque no saben bajar revoluciones, olvidarse de todo lo que fue y será, y simplemente existir en el momento. La incapacidad de hacer eso suele crearles la sensación de que los días se les escapan de las manos y acaban sintiéndose espectadores de su propia vida.

¿Sabes cuándo decidí que la presencia formaría parte de mi yo más profundo? Cuando fui padre. Al ver crecer esos pequeños milagros, te das cuenta de que si parpadeas en exceso te perderás algo que ya no volverá, y más te vale disfrutarlo mientras puedas. También entendí que no era tan importante la cantidad de tiempo que pasaba con mis hijas como la calidad de ese tiempo. Como en todo, la calidad siempre vence a la cantidad.

Cuando no vives el momento, pierdes oportunidades en todos los ámbitos de la vida. Oportunidades para crecer, conectar, aprender y disfrutar. Si no estás en el presente, tu energía se dispersa y se diluye. Tu energía va en la dirección a la que apunta tu atención; si está fragmentada, en vez de arraigada y focalizada en el ahora, serás como un coche en reserva: tendrás la energía justa para ir tirando.

No estoy diciendo que no se deba revisar el pasado y planear el futuro, pero deben ser visitas cortas, nunca estadías permanentes. La mayor parte de nuestra atención debe centrarse en vivir con intensidad el presente, el momento en que estamos existiendo, porque es lo único que tenemos.

La presencia, además, es un requisito indispensable para vivir lo que yo llamo «momentos absolutos». ¿Alguna vez has notado que absolutamente todo en tu vida está donde tiene que estar, que todas las piezas están en su sitio, todo fluye y eres capaz de valorarlo todo con la intensidad que merece?

No está pasando nada fuera de lo ordinario, pero todo a su vez es extraordinario.

Pues eso son los momentos absolutos, y los denomino así

porque son instantes de absoluta calma, paz, quietud y plenitud. Como un lago cristalino de montaña. Un momento en el
que no querrías estar en ningún otro lado. Tal vez eso sea la
felicidad, no lo sé.

Este tipo de experiencias solo podrás experimentarlas en
toda su plenitud si desarrollas un estado de presencia absoluta, si apaciguas tu mente y exprimes cada uno de tus instantes
con la intensidad que merecen.

Mucha gente se pregunta cómo vivir más en el ahora. En
este sentido, veremos algunas técnicas a lo largo del libro, pero
el mejor consejo que puedo darte ahora es el siguiente: llena tu
presente de cosas por las que valga la pena estar.

Cada día es un lienzo en blanco.

Asegúrate de llenarlo con intención.

## Salud

Que la salud aparezca en el último lugar de la lista no significa,
bajo ningún concepto, que sea el menos importante. Al contrario, quiero acabar este apartado por todo lo alto.

La salud es imprescindible para que todo lo demás en tu
vida fluya, para que todo lo demás, de hecho, importe. Sin salud
no hay nada, y cualquier persona a la que le haya faltado durante un tiempo significativo puede atestiguar que las prioridades
cambian de forma drástica. Todo pasa a un segundo plano.

Leí una vez que una persona sana suele tener mil deseos,
pero una persona que no lo esté solo tiene uno. Y es muy cierto. Cuando no gozamos de un buen estado de salud todo
nuestro mundo se estrecha, se vuelve claustrofóbico y se crea
un cuello de botella por el que el resto de los ámbitos de tu
vida deberán pasar a la fuerza o quedarse atascados.

Pero ¿qué es la salud exactamente? Hace años se creía que era la mera ausencia de enfermedades, pero hoy sabemos positivamente que puedes no tener enfermedades y, aun así, no tener salud. La definición más aceptada en la actualidad es que se trata de un estado de completo bienestar físico, mental y social. Es una condición innegociable para que cualquier persona pueda expresar su máximo potencial.

Con toda probabilidad has oído alguna vez la frase «*Mens sana in corpore sano*». Ya se sabe desde hace mucho tiempo que cuando hablamos de alcanzar un estado óptimo de salud, no puede existir una diferenciación entre el cuerpo y la mente. Ambos factores son indisociables y, si uno está afectado, el otro sufrirá las consecuencias.

A pesar de que la salud no es un valor sobre el que puedas ejercer un control absoluto, eso no significa que no tengas mucha más capacidad de influir en ella de lo que crees. Como es obvio, puede ocurrir algo inesperado y sobre lo que no tengas nada de control, pero las acciones, decisiones y hábitos diarios son oportunidades para acercarte a la persona que quieres ser, y votos que te llevarán de cabeza a la persona que acabarás siendo.

La pregunta es: ¿qué persona quieres ser? ¿Por quién estás votando? ¿Acaso puedes quejarte cuando sale elegido alguien que no te gusta?

A lo largo de este libro aprenderás muchos de mis votos diarios, que tienen como objetivo enseñarte a lograr o mantener un estado de salud óptimo, ya sea mejorando tu estado físico, tu entorno, tus relaciones sociales, tu relación contigo mismo, tu mentalidad, tu productividad o tu manera de entender el mundo y de relacionarte con él. Todo ello tiene un impacto fundamental, y te ayudará o te perjudicará a la hora de alcanzar ese estado de bienestar que todos buscamos, pero pocos logran.

## Ahora te toca a ti

Ha llegado el momento de hacer tu propia lista, única e intransferible. No te saltes esta tarea, porque todo lo que viene a continuación depende en exclusiva de que tengas claros tus valores personales.

Lo primero de todo es que te sientes con tranquilidad y determines qué valores estructuran tu vida en este momento. Quizá te sorprenderás al ver que no tienes ni idea, ya que no es un trabajo que haya hecho mucha gente a pesar de ser fundamental. Es hora de cambiarlo y que a partir de ahora haya unas directrices claras que guíen tu existencia y le den cohesión a la persona que eres.

Piensa en todo aquello que de verdad es importante para ti, en lo que quieres que sea un pilar fundamental en tu vida. Descríbelo en detalle, tal como he hecho yo con mis valores, y determina por ti mismo la razón por la que tiene tal importancia.

Hay miles de valores, pero te recomiendo que elijas no menos de cinco y no más de veinte. Idealmente empieza por el rango bajo. Ten claros los cinco valores fundacionales sobre los que construirás esta nueva versión de ti mismo. Una vez que los identifiques, los respetes y los integres por completo, podrás empezar a añadir más cuando lo veas conveniente.

No tengas prisa en determinarlos. Esto no ocurrirá en una tarde. Es un ejercicio que necesita de cierto tiempo, compromiso y también requiere algo de prueba y error. Apunta los valores que creas que son más importantes para ti y vuelve a revisarlos unos cuantos días después. Asegúrate de que todo siga teniendo sentido y, de no ser así, reestructura o desecha lo que estimes necesario.

¿No te sientes con confianza para establecer un valor de

forma concreta? Puedes hacer lo que llamo una «prueba de valor». Elige un valor que no forme parte de tu identidad actual y que quieras priorizar, e intenta imaginar cómo habría sido tu vida hasta ahora si lo hubieras respetado hasta las últimas consecuencias. ¿Cuántos problemas te habrías ahorrado o cuánto mejor sería tu vida en este momento de haberlo hecho? Si ves que supone un claro beneficio en tu día a día, es un indicativo claro de que se trata de un valor que implementar para desarrollar y cimentar esta nueva identidad que estás buscando.

También puedes establecer un valor y respetarlo hasta sus últimas consecuencias durante unas cuantas semanas. Al acabar este periodo de prueba, evalúa los resultados. «¿Cómo ha mejorado mi vida al respetar este valor?», «¿Qué balance saco de esta experiencia?». Si es positivo, quédatelo. Si no, retíralo durante un tiempo.

Una persona sin principios es como un barco sin timón.
Está a merced del viento y de las olas.

CHRISTOPHER CHARLES

# SEGUNDA PARTE

# Cómo lograr el cambio

Llegados a este punto ya tienes claros los valores que son importantes para ti y que quieres respetar. También tienes clara la razón por la que quieres embarcarte en este viaje de mejora personal. Tienes claro tu quién. Ahora toca establecer los principios que quieres que rijan tu vida.

¿Qué son los principios? Son una serie de normas y reglas que orientan nuestras acciones y pensamientos y que se extraen de nuestros valores personales. Son nuestro código moral y de conducta para asegurarnos que estamos siendo fieles a quienes queremos ser. Practicar y respetar estos principios reforzará la integración de los valores elegidos dentro de nuestra nueva identidad.

Estos principios atajan el segundo nivel: el cómo.

Cómo entiendo la vida y me desenvuelvo en ella.

Cómo actúo ante el éxito y la adversidad.

Cómo construyo la relación que tengo conmigo mismo.

Cómo me relaciono con mi entorno.

Cómo decido qué importa y qué no.

El cómo es el marco de referencia sobre el cual el quién podrá cimentarse y desde el cual el qué podrá florecer. Pero no nos adelantemos. En este segundo bloque te explicaré los veinte principios más importantes que he aprendido a lo largo de los años y he decidido implementar en mi día a día, dándome la oportunidad de afianzar esta mejor versión que llevo años buscando y forjando.

Sin embargo, solo son ejemplos. Al final vas a tener que crear tus propios principios basados en tus propios valores personales que has determinado anteriormente. Si alguno de estos te sirve de inspiración o quieres adoptarlo, adelante.

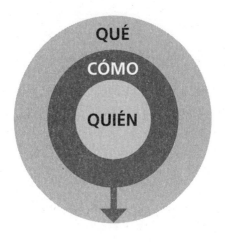

## 1. ERES LO MÁS IMPORTANTE DE TU VIDA, QUIÉRETE

Empezamos por lo más importante. Tu mejor versión no puede forjarse si no es a través del amor y el respeto hacia ti mismo. Tan simple como eso. No hay discusión posible.

¿Te has fijado alguna vez en la cartulina plastificada que hay en los asientos de los aviones y en la que se detalla el protocolo de seguridad que hay que seguir en caso de accidente? Si lo has hecho, verás que a la hora de ponerse las mascarillas de oxígeno lo primero que debes hacer es ponerte la tuya. Siempre. Una vez esté solucionado puedes encargarte de ayudar a tu familia, niños, personas mayores o cualquiera que necesite ayuda.

¿Por qué te dicen eso? ¿Acaso no es algo egoísta y un «sálvese quien pueda y que les den a los demás» en toda regla? Para nada. En realidad, es la mejor manera de actuar, ya que si tú no te pones la mascarilla primero y decides ayudar a los demás, es muy probable que acabes siendo un lastre más. Un problema adicional y alguien más a quien salvar. Estarás de acuerdo en que, en medio del pánico, cuantos menos problemas haya, mejor. Por lo tanto, lo primero que debes hacer es ponerte la mascarilla y, una vez que estés en condiciones de ayudar, lo hagas.

El desarrollo personal es algo parecido. Tienes que entender que eres lo más importante, que eres la única persona con la que pasarás el resto de tu existencia, y que la relación que tienes contigo mismo determinará en gran parte la calidad de tu vida y, por extensión, la de los que te rodean.

Debes tomar la decisión de no ser un problema para ti mismo y empezar a verte como alguien valioso, como un compañero fiel de viaje y como un apoyo incondicional con el que siempre podrás contar; de ahí la importancia de hacerte el propósito de cuidarte de forma consecuente.

Quererte y cuidarte, por cierto, no solo pasa por las acciones que llevas a cabo. También por las palabras que utilizas. Muy pocas personas son conscientes del poder inconmensurable que tienen las palabras y por ello se permiten hablarse de una forma tan negativa y tóxica.

Todo crecimiento personal pasa forzosamente por un buen autodiálogo. Facundo Cabral lo plasmó en palabras a la perfección cuando escribió: «No digas "no puedo" ni en broma, porque el inconsciente no tiene sentido del humor y te lo recordará cada vez que lo intentes».

Jordan Peterson, en una de sus fantásticas charlas, proponía un ejercicio extraordinario para mejorar la relación contigo mismo. Debes prestar atención a cada una de las palabras que dices, y sentir si te fortalecen o te debilitan. Cuando detectes algo que te haga sentir débil, deja de decirlo de inmediato e intenta reformularlo de manera que aparezca de nuevo esa sensación de alineación e integridad contigo mismo.

Pero la norma es sencilla: no digas nada que te haga sentir débil. Y, tal vez, si tienes el coraje de hacer este trabajo, te darás cuenta de la cantidad de cosas que dices que no te ayudan, y empezarás a hacer la conexión entre el estado en el que está tu relación contigo mismo y lo que permites que salga de tu boca.

Las palabras tienen la capacidad de sanar o de enfermar. Cómo te hablas te define. Y una vez te hayas definido, interpretarás y moldearás tu realidad a través de ese filtro, reforzando aún más esa identidad que te has creado.

El filósofo William James dijo una vez: «Eres tú, con tu forma de hablarte cuando te caes, quien determina si te has caído en un bache o en una tumba». Tú decides.

Más adelante hablaremos de las creencias limitantes que nos vienen impuestas desde fuera, pero a menudo las peores limitaciones nos las ponemos nosotros mismos. El peor enemigo por lo general está en nuestra propia mente. No solo porque conoce todas nuestras debilidades y miedos, sino porque es ella quien las crea.

Te propongo una pequeña actividad para que comiences a ser consciente de la calidad de tu diálogo interior. Contesta a las siguientes preguntas con sinceridad:

- ¿Te hablas bien cuando cometes un error?

- ¿Te tratas con empatía y cariño?

- ¿O enseguida te fustigas en exceso por no ser suficiente o por no estar a la altura?

- ¿Eres capaz de perdonarte cuando fallas?

- ¿Te ayudas a levantarte cuando caes al suelo?

- ¿Te hablas como lo harías con tu mejor amigo si cometiera el mismo fallo?

- ¿Cómo crees que cambiaría tu vida en unos años si decidieras tratarte como una persona a la que de verdad aprecias?

Reflexiona sobre las respuestas. Piensa qué puedes hacer a partir de aquí para arreglar todas aquellas que no te acaben de convencer. Ahora sabes lo importante que es y todo lo que está en juego.

Cuando tienes una buena relación contigo mismo y una buena autoestima, muchos de los principales obstáculos que surgen del interior se desvanecerán o se minimizarán de forma drástica.

La autoexigencia tóxica que muchos tienen, por ejemplo, se convertirá en una búsqueda sana de la excelencia que podemos ofrecer. Cuando no existe una buena autoestima, asociamos nuestro valor como personas a lograr ese objetivo que tenemos en la cabeza. Solo seremos válidos si lo alcanzamos, no antes.

Y, al no ser válidos o suficientes de momento, nos machacamos sin compasión mientras trabajamos para lograr aquella meta que creemos que nos hará merecedores de nuestro propio amor o, peor aún, del de las demás personas.

Y es justo ese machaque constante el que, paradójicamente, dificulta lograr ese objetivo. Y cuanto más difícil es, más lejos estamos de él, más nos exigimos y de peor manera.

Una de las grandes lacras que existen hoy día, sobre todo entre las personas que no tienen una buena relación con ellas mismas, es compararse de forma constante con otros y determinar la calidad o la magnitud de sus éxitos en relación con los de los demás. Eso es un error que puede arrastrarte a una espiral de negatividad y hacerte sentir siempre insuficiente con todo lo que estás logrando.

Las comparaciones son odiosas y tienden a sabotear más que a ayudar. No pasa nada por ver lo que otras personas han logrado y usarlo como inspiración para ayudarte a seguir avanzando o a mejorar. El problema viene cuando esas comparaciones constantes hacen que nunca estés contento con tu situación actual. Si te centras en las hazañas de otras personas, lo único que conseguirás es obsesionarte con el resultado que quieres obtener y aún no tienes, y te olvidarás del camino que estás recorriendo y has recorrido hasta el momento. Tu camino. Y este es el que de verdad importa.

Siempre habrá alguien más fuerte, más musculado, más rápido, más guapo, más rico, más exitoso, con más seguidores o con más likes que tú. Y si te comparas con él o ella, perderás la perspectiva de todo lo que has logrado y lo mucho que has avanzado. Nunca estarás satisfecho y siempre notarás un vacío interior, con independencia de lo que logres.

Hay gente extraordinaria que ha cambiado su vida de arriba abajo y, aun así, se siente insuficiente porque lo único que hace es compararse con otros que están en apariencia en una mejor situación, en vez de volver la mirada hacia atrás, ver su propio camino y maravillarse de todo lo que ha alcanzado, de lo lejos que está de su versión anterior y lo mucho que ha conseguido.

Además, considera la más que probable posibilidad de que te estés comparando con una ilusión. El problema de la sobreexposición que existe hoy en día, en especial en redes sociales, es que la gente siente la necesidad de aparentar algo que en realidad no es. Es justamente lo que hemos hablado en el apartado de la vulnerabilidad. Y por desgracia estamos poniendo el rasero de nuestro supuesto éxito y progreso en función de unas versiones irreales que se exhiben en dichas redes.

Esta actitud es una receta para la frustración y la infelicidad más profunda.

Y todo ello procede de una mala relación contigo mismo. Es importante que entiendas que no aparecerá nada bueno hasta que no soluciones eso. Es tu prioridad número uno.

## 2. Tu tiempo es limitado, no lo desperdicies

«*Memento mori*» es una frase muy conocida y uno de los principios básicos del estoicismo. Significa literalmente «recuerda que morirás», y se utiliza de una manera muy manida para advertirnos que debemos ser conscientes de nuestra propia mortalidad, no olvidarnos de que nuestra existencia es fugaz y que el tiempo que tenemos en esta tierra es limitado.

Pero que el concepto esté muy trillado no significa que no sea cierto. Al contrario, si se repite tanto, por algo será. Muchos saben que el tiempo es finito; sin embargo, pocos lo entienden por completo, lo interiorizan y actúan en consecuencia. El tiempo es el bien más preciado que existe, porque ni siquiera la persona más rica del mundo puede conseguir ni un segundo más del que tiene. El filósofo William Penn lo sintetizó de una forma magistral cuando declaró que el tiempo es lo que más queremos, pero lo que peor utilizamos. Buda, a su vez, dijo «El problema es que crees que tienes tiempo».

A pesar de ser un recurso tan valioso, muchos deciden desperdiciarlo a diario. Dejan que los días se vayan para no volver, y cuando eso ocurre durante demasiado tiempo hay un pedazo de ti que se anestesia, y luego cuesta horrores volver a despertarlo. Lo sé por experiencia.

La época más oscura de toda mi vida fue cuando tenía veintidós años. Me habían echado de un trabajo que lo era todo para mí. Me había identificado demasiado con él, y cuando lo perdí, me perdí a mí mismo en el proceso. La falta de significado y propósito que sacudía mi vida parecía que iba a tragarme y llevarme a las profundidades más oscuras de mí mismo.

Odiaba mi vida.

Y me odiaba a mí mismo por permitir que mi vida estuviera en el estado que estaba.

Pero no hacía nada al respecto, más que darme de comer una buena dosis de autoindulgencia y aversión a mí mismo.

Cada día era igual. Igual de intrascendente y vacío. Nada me ilusionaba. Me pasaba el día en casa, a veces sin quitarme el pijama, perdiendo el tiempo conectado a internet, trasnochando, jugando a videojuegos y despilfarrando dinero. Los ahorros iban menguando, la angustia de verme sin dinero me corroía y, aun así, no hacía nada. Recuerdo que uno de los puntos álgidos de mi día era cuando en la radio sonaba la canción «Viva la vida», de Coldplay. Imagínate lo bajo que debes de haber caído para que el hecho de que suene una canción en la radio sea uno de los momentos más significativos de la jornada.

El transcurrir monótono de los días dejó un poso de decepción que con el tiempo llegó a convertirse en una montaña que intentaba ignorar. Taparme los ojos de forma metafórica no era suficiente, ya que sabía a la perfección que estaba desperdiciando mi vida, y mi entorno no paraba de recordármelo. Mi novia (en la actualidad mi mujer) intentaba hacerme reflexionar y sacarme de esa situación, pero era inútil. Cuanto más me enfrentaba a la verdad, más me ponía a la defensiva, más me bloqueaba y más me encerraba.

Fue en el momento más bajo cuando me crucé con alguien que me salvó de mi propia mediocridad. Alguien que no llegué a conocer jamás en persona y a quien nunca pude decirle lo mucho que llegó a cambiar mi vida. Esa persona fue Greg Plitt. Si me conoces, sabes de sobra el respeto que le tengo, y que cada cosa que hago está de un modo extraño vinculada a él, porque, literalmente, sin él hoy no estaría aquí. De eso no tengo ninguna duda.

Vi un vídeo suyo en el que decía lo siguiente: «Si crees que hay potencial dentro de ti, que puedes hacer algo que deje un legado y de lo que sentirte orgulloso, pero no te atreves a dar el primer paso porque estás demasiado asustado para hacer algo al respecto y dejas que el tiempo y las oportunidades se agoten [...] el remordimiento te perseguirá hasta el fin de tus días. Atrévete a ser hoy la persona por la que los demás te recordarán mañana».

Esas palabras le hablaron de forma directa a mi alma. A veces no es el mensaje en sí, sino quién te lo dice, cómo y cuándo. Las palabras de Plitt consiguieron romper mis barreras y hacerme reaccionar de una vez por todas.

Noté que tenía un potencial que estaba ignorando porque tenía miedo, de asumir la responsabilidad de ser la persona que sabía que podía llegar a ser, de salir de esa zona de confort y arriesgarme a fallar. Y, además, ese día comprendí que el tiempo se me estaba escurriendo entre los dedos mientras yo lo gastaba en entretenimiento barato y en gratificación instantánea. Vi de un modo aterradoramente claro que todos los meses que había perdido no los iba a recuperar, y no quería que llegara un momento en que las puertas de la oportunidad se cerraran delante de mí por el tiempo que había desperdiciado, y me quedara con el remordimiento de lo que podría haber sido. Me juré a mí mismo que a partir de ese momento no volvería a desperdiciar más mi tiempo. Y es una promesa que sigo manteniendo.

El día de hoy importa.

Lo que haces hoy, también.

Muchísimo.

La vida es larga y plena si sabes cómo usarla y aprovecharla. Cómo vives cada uno de tus días es una extrapolación de cómo vives tu vida. No puedes vivir una vida plena y llena de propósito si no haces que tus días también estén cargados de significado y propósito.

Deja de vivir cada día como si fuera un accidente y empieza a hacerlo como si fuera una elección. Porque lo es, si quieres que lo sea, claro.

## 3. Busca la verdad, te lleve donde te lleve

No tengo la menor duda de que la mentira y el engaño son dos de los mayores obstáculos que impiden que una persona se desarrolle armoniosa y plenamente, porque atentan de forma directa contra la integridad personal. De hecho, el carácter de una persona se puede medir por la cantidad de verdad que es capaz de tolerar y aceptar sin venirse abajo y colapsar.

Para decir mentiras hay que tener memoria.

Para decir la verdad hay que tener coraje.

Para aceptar la verdad, también.

Y se necesita humildad. Mucha humildad.

¿Para qué mentimos? Por una gran variedad de motivos, pero los principales serían por miedo, para no aceptar la realidad, para evitar conflictos, para intentar ganar aprobación y agradar a los demás o para alcanzar nuestros objetivos de manera deshonesta y más rápida.

¿Te parece alguna de esas razones respetable, en especial por el precio que hay que pagar? Quizá no.

Se puede respetar la verdad por dos vías principales: decir la verdad a los demás y decirte la verdad a ti mismo.

Déjame que te pregunte una cosa y quiero que pienses con detenimiento la respuesta: ¿qué piensas de ti mismo cuando te mientes? Escucha con atención cuando lo hagas, porque te estarás diciendo muchas cosas en esas circunstancias, a pesar de que intentes hacerte el sordo y pretendas que no te oyes.

La realidad es que la verdad que cuesta más decir y escuchar es tu propia verdad. Esa que gana fuerza cuando estás en silencio. Esa voz que se activa cuando estás en la cama, con la cabeza en la almohada y que te impide dormir de lo alto y claro que habla. Esa voz que muchos llevan años intentando silenciar, pero nunca lo logran por completo. No te preocupes, le pasa a todo el mundo. Nadie puede silenciar su verdad interior por completo. Siempre queda un pequeño eco resonando en nuestras cabezas.

Esa es una de las principales razones por las que la mayoría de las personas no pueden estar solas, ni en silencio ni quietas. Necesitan estímulos constantes, porque sin esas distracciones empezarán a oír su voz interior, y muchas veces no tiene nada agradable que decir, en especial si la llevan ignorando y desatendiendo demasiado tiempo.

Esa es también una de las razones por las que hay tanta gente que tiene grandes problemas para dormir a pierna suelta y en paz. Nunca olvides que la mejor almohada es una conciencia tranquila, y una conciencia tranquila está rellena de verdad.

Llevamos tanto tiempo escurriendo el bulto, tapándonos los oídos y mirando hacia otro lado que esas pequeñas verdades incómodas que podríamos haber solventado con relativa facilidad mientras eran diminutas se han convertido en auténticos monstruos a los que no nos atrevemos a mirar a los ojos. Y el círculo vicioso se repite.

No dejes que eso ocurra.

Sé valiente.

Sé fuerte.

Mira a la verdad a los ojos.

No apartes la mirada ni parpadees.

Los problemas siempre crecen cuando los ignoramos, y a veces se hacen tan grandes en la sombra que pueden destruir tu vida tal como la conoces. Si tienes delante de ti a un monstruo, plántale cara. No huyas, porque no llegarás a ningún lado. En el fondo, estarás huyendo de ti mismo. Ese monstruo es tu responsabilidad. Tú lo has creado y tú debes encargarte de él. Nadie más lo hará por ti.

Te aseguro que ese monstruo está amenazando tu bienestar. Puede que la idea de enfrentarte a él y las consecuencias que puedan derivar de ello te parezcan dolorosas, pero te aseguro que el dolor de ignorarlo y seguir alimentándolo es peor a largo plazo. Mucho peor.

Creo positivamente que, por mucho que intentemos engañarnos y convencernos, en el fondo sabemos si algo es cierto o no. Sabemos si estamos siendo sinceros y honestos, si estamos obrando bien o mal. Intentamos mentir a los demás y engañarlos porque creemos que, si logramos colársela, podremos hacer lo mismo con nosotros mismos. No funciona. Nunca.

Créeme cuando te digo que tu mejor versión escucha esa voz interior todo lo posible y no huye de la incomodidad que supone; de hecho, es todo lo contrario, la respeta y actúa en consecuencia. El camino entre la persona que eres y la persona que podrías ser está pavimentado con la verdad.

Miyamoto Musashi, uno de los mejores espadachines de Japón, decía que la verdad es la que es, no la que quieres que sea, y debes ceder a su poder o vivir una mentira. Debes estar dispuesto a que esa verdad choque de frente contra tus ideas. Tienes que estar dispuesto a aceptarla y, si es necesario, a adaptar tu pensamiento y tus opiniones de forma consecuente.

Cuando buscas la verdad, la vanidad, el egocentrismo y el narcisismo disminuyen. Gran parte de los conflictos ocurren porque nos hemos identificado demasiado con una serie de ideas o pensamientos, y en el momento en que alguien los cuestiona nos sentimos atacados personalmente. Eso es miedo a la verdad. Miedo a que, tal vez, estábamos equivocados, y no queremos aceptarlo.

La verdad te hará libre, pero destrozará cualquier cosa que no sea digna en el proceso. Si buscas la verdad, encontrarás la humildad, la valentía y la fortaleza en el camino. No puede ser de otra manera.

## 4. La vida no es justa, acéptalo

Siempre recordaré el 8 y el 9 de agosto de 2022.

Mi mujer y yo recibimos una llamada del hospital el día 8 diciéndonos que a nuestra segunda hija, de apenas veinte días de vida, le había salido alterado un parámetro en la prueba del talón y que querían vernos al día siguiente para hacer una prueba adicional y descartar cualquier complicación. Por si no sabes qué es, esta prueba se hace a todos los bebés al poco de nacer para detectar ciertas enfermedades graves lo antes posible.

Llegamos al hospital y, al entrar en el despacho donde nos habían citado, nos encontramos a tres médicos sentados tras una mesa y con la mirada clavada en nosotros. Uno de ellos con mucha amabilidad nos pidió: «Sentaos, por favor». Créeme cuando te digo que no quieres ver ni escuchar eso cuando vas al hospital a realizar una prueba rutinaria para descartar lo que, según te han dicho por teléfono, es un falso positivo y algo de lo que no teníamos que preocuparnos. Estaban intentando amortiguar el impacto de lo que iban a comunicarnos. Nunca olvidaré ese despacho, me acuerdo incluso de la temperatura y del olor, porque estaban a punto de darnos a mi mujer y a mí la peor noticia de nuestra vida. En efecto, nos informaron de que nuestra hija tenía fibrosis quística, una enfermedad genética grave, crónica y que afecta principalmente a los pulmones y al sistema digestivo.

De golpe nuestra vida cambió.

Y la de nuestra hija, también.

Eso significaba medicación varias veces al día de por vida, revisiones médicas constantes durante los siguientes años, un aumento de la probabilidad de sufrir problemas respiratorios graves y un incremento sustancial en la cantidad de miedo basal que todo padre y madre tiene cuando piensa en sus hijos. Siempre digo que una vez eres padre se instala en tu interior algo de miedo que siempre está ahí, latente. Pues aquel 9 de agosto tanto mi miedo como el de mi mujer aumentaron de manera drástica de tamaño e intensidad.

Ese día entendí de una vez por todas que la vida no es justa. No lo es, y más vale que lo asumas lo antes posible, porque tarde o temprano tendrás que enfrentarte a esa realidad y mejor que te pille preparado. Además, a veces ni siquiera hay un porqué. No hay una razón que explique o justifique lo que nos pasa y nos sirva de consuelo.

Es cierto que muchas de las cosas que nos ocurren son consecuencia directa de nuestras acciones y decisiones, tanto para lo bueno como para lo malo. Se dice que llegamos al mundo pareciéndonos a nuestros padres y nos vamos del mundo pareciéndonos a nuestras decisiones. Pero a veces la vida no funciona así. Si la vida fuera justa, a los buenos siempre les pasarían cosas buenas y a los malos, cosas malas. Todo el mundo tendría lo que se merece. Pero ¿qué podría haber hecho mi hija de veinte días para merecer eso? ¿Y nosotros?

De vez en cuando la vida te da algo que no buscabas y que no está en consonancia con lo que haces o con cómo vives. En ocasiones te entrega un buen plato de mierda y no te queda más remedio que aceptarlo. No hay otra. Si finges que no lo ves, lo olerás. Y cuanto más lo ignores, peor será.

¿Qué hay que hacer cuando ocurre algo así? Una de las herramientas más importantes que puedes desarrollar para mejorar significativamente tu vida cuando llegue ese momento es, sin duda, la aceptación extrema.

¿Qué es eso? De forma resumida, es la habilidad de ver y aceptar la realidad tal como es, no como nos gustaría que fuera. Hay una diferencia abismal entre ambas; ignorar lo que no se ajusta a nuestros deseos es una fuente de infelicidad, frustración, angustia y rencor como pocas.

Si somos coherentes y aceptamos nuestra realidad con plenitud, no nos afectará de forma (tan) negativa cuando las cosas no vayan cómo creíamos que deberían ir.

La diferencia entre cómo creíamos que sería nuestra vida y cómo es suele suponer un fuerte impacto. Es un cubo de agua fría que hace que muchas personas se derrumben y nieguen con rotundidad esa realidad, en especial cuando ocurren cosas negativas que ni siquiera habían valorado como una posibilidad y para las que no se habían preparado.

¿Te sientes identificado con lo que he dicho hasta ahora? No estás solo en esta lucha, créeme. Recibo muchas preguntas a diario, y los problemas que se plantean en ellas se deben, en gran parte, a ese impacto que produce la diferencia entre la realidad y las expectativas.

«¿Cómo puedo afrontar una lesión que me impide entrenar con normalidad?».

«¿Cómo gestiono haber suspendido una oposición para la que llevo meses preparándome?».

«¿Cómo puedo controlar la ansiedad que me produce ser padre por primera vez y no tener tiempo para entrenar?».

«¿Cómo puedo superar una ruptura cuando aún quiero a la otra persona?».

«¿Cómo me concilio con el hecho de que mi hija tenga una enfermedad que no se merece?».

Se pueden decir muchas cosas para cada uno de esos casos, no quiero pecar de reduccionista, pero la principal línea de conflicto en todos ellos es que la realidad choca de frente con lo que creemos que debería haber ocurrido.

No deberíamos estar lesionados, no deberíamos haber suspendido, deberíamos tener tiempo para entrenar, tendríamos que seguir con esa persona, y nuestra hija debería estar sana.

Es una falta absoluta de aceptación de la realidad, de lo que pasa y de la situación en la que estamos. Sí, genera fricción, conflicto y frustración. Pero esa es la realidad. Punto. Por mucho que te joda. Por mucho que duela. Por mucho que no la quieras aceptar.

A la realidad le importa poco si estás de acuerdo con ella o no. Simplemente es.

El problema es que cabrearse y luchar contra lo que no podemos controlar es como sentarse en una mecedora. Te da algo que hacer, pero no te lleva a ninguna parte. En el siguiente capítulo hablaremos de esto. Negarse a aceptar esa realidad lo único que hace es aumentar la frustración, el cabreo y la angustia. La vida a veces son malas noticias. Son contratiempos. Son problemas que se amontonan con independencia de lo que hagas, y es muy tentador pensar que alguien te la tiene jurada o victimizarte porque crees que no te lo mereces.

Cuanto antes aceptes la vida en su totalidad y estés preparado para todas sus ramificaciones, antes te dejarás de ver como alguien que se ahoga en medio de las olas de su existencia y empezarás a verte como un surfista que las utiliza a su favor.

Es aceptar el destino tal como es. Es lo que los estoicos llamaban «amor fati».

Antes de acabar este capítulo quiero dejarte una pequeña anotación importante: aceptación no es lo mismo que resignación. No las confundas y creas que estoy diciendo que somos unas víctimas de nuestra vida, que las cosas van a ir mal y tenemos que quedarnos hechos un ovillo y llorar en un rincón autocompadeciéndonos de lo desgraciados que somos.

NO.

La resignación victimiza.

La aceptación empodera.

La resignación debilita.

La aceptación fortalece.

La resignación es creer que todo lo malo te ocurre a ti. Que no te mereces nada de lo que te pasa. Que el mundo y el universo están en tu contra. Que no tienes voz ni voto y que eres una veleta que gira con el viento de un destino aciago que te la tiene jurada por el hecho de ser tú.

La aceptación te arma de coraje para no huir de la realidad. Te permite mirarla a los ojos de tú a tú, decirte a ti mismo «Esta es la situación, sin tapujos, adornos ni engaños», recordarte que eres suficientemente fuerte para aceptarla tal como es, preguntarte «¿Qué puedo hacer?» y de inmediato ponerte manos a la obra.

Porque al final ese es el objetivo. Crecer a partir de lo que te ocurre, al margen de que no sea justo. Salir más fuerte de lo que eras antes de encontrarte de cara con el obstáculo que ha destrozado tu percepción de la realidad. Da igual lo que ocurra, lo importante es cómo reaccionas y las lecciones y aprendizajes que extraes de la experiencia.

Las víctimas que se resignan ante su existencia tienen las mejillas rojas y la nariz llena de mocos de tanto llorar.

Los valientes que aceptan su destino tienen las manos llenas de callos de tanto actuar.


## 5. Céntrate en lo que puedes controlar

En línea con la idea anterior, supongo que a estas alturas del libro ya te habrás percatado que el estoicismo es una filosofía que ha influido mucho en mi manera de entender la vida, de actuar y de relacionarme con el mundo. El estoicismo, por desgracia, se ha convertido en una moda, y a mucha gente le gusta más ir de estoico y regurgitar algunas citas de Marco Aurelio o Séneca que aplicar sus enseñanzas a su día a día.

Hablar siempre es más fácil que hacer, en todo. El estoicismo es muy útil, pero vivir la vida según sus principios requiere de mucho trabajo, dedicación y compromiso. Una de las lecciones más importantes que he aprendido de esta filosofía es la dicotomía de control, claro ejemplo de una herramienta muy complicada de aplicar y respetar, pero que puede representar una mejora considerable en nuestra calidad de vida si la manejamos bien.

Entender la dicotomía de control no tiene mucho misterio: hay ciertas cosas que están fuera de tu zona de control e influencia, pero hay otras que están dentro. Encuentra estas últimas, céntrate en ellas y no te obsesiones con las primeras. Simple, pero no fácil.

¿Qué está bajo tu control? Sobre todo tu palabra, tus acciones, comportamientos, opiniones, actitud y esfuerzo.

¿Qué está fuera de tu control? Todo lo demás.

Esto es ante todo cierto cuando el caos se arremolina a tu

alrededor. Es en esos momentos cuando más debes aceptar tu incapacidad para controlarlo todo, y centrarte en lo poco que puedes gestionar. Acepta que no puedes calmar la tormenta. Deja de intentarlo. Lo que puedes hacer es calmarte a ti mismo. Céntrate en eso. La tormenta tarde o temprano pasará.

Siendo sinceros, creo que sería más justo hablar de una tricotomía de control, ya que no todo es blanco o negro y hay cosas respecto a las cuales puedes tener una influencia parcial. Por ejemplo, la salud. Puedes comer sano, hacer deporte a diario, descansar de manera correcta y seguir una serie de hábitos que, con toda seguridad, afectarán positivamente a tu estado de salud. Eso, sin embargo, no anula la posibilidad de que puedas tener alguna enfermedad.

Pero aun aceptando que hay cosas sobre las que tienes una influencia parcial, solo te podrás centrar en lo que depende de ti, por lo que para el caso es lo mismo. Siguiendo el ejemplo anterior de la salud, lo que puedes controlar en ese ámbito son tus acciones: lo que comes, lo que entrenas y lo que descansas. Más que eso no puedes hacer. Luego el destino decidirá.

Lograr un estado de paz verdadera en la vida depende en gran medida de aceptar esta dicotomía y centrarte en aquello que está bajo tu zona de influencia. No obstante, muchos gastamos una gran cantidad de tiempo y esfuerzo quejándonos por todo aquello sobre lo que no tenemos ningún tipo de control, sufriendo de forma innecesaria y excesiva.

Lo que los demás opinan de nosotros.

Lo que hacen o dejan de hacer los demás.

El tiempo que hace.

La economía del mundo.

El pasado o el futuro y la incertidumbre que generan.

Entre otras muchas cosas.

De hecho, te reto a que reflexiones sobre los principales

problemas que detectas como un foco de angustia y tensión en tu vida. Apúntalos en un papel, léelos con detenimiento y es probable que veas que todos (o una inmensa mayoría de ellos) son cosas sobre las que no puedes hacer nada en absoluto.

Pero el asunto no acaba ahí. En realidad es mucho peor, porque sufrimos mucho más en nuestra imaginación que en la realidad. Es decir, no solo sufrimos por lo que ha pasado o está pasando, sino por lo que pasará o creemos que podría pasar. Nuestra mente, además, tiende a magnificar los problemas. Tanto los imaginarios como los reales. La mayoría de ellos no ocurrirán y, de hacerlo, con toda seguridad no serán tan graves como nos hemos imaginado. Y los problemas que ya tenemos en nuestra cabeza se vuelven colosales.

Entonces, las preguntas que nos deberíamos plantear a continuación son:

¿Para qué sufrir si no puedo hacer nada al respecto?

¿Para qué sufrir si aún no ha ocurrido?

Los estoicos te dirían que no deberías sufrir en absoluto. Pero no son los únicos, puesto que muchas otras filosofías han llegado a las mismas conclusiones a lo largo de los siglos. Por algo será. El budismo, por ejemplo, encuentra uno de sus pilares fundamentales en el desapego. En dejar de vincularse emocionalmente y sufrir por todo aquello que no depende de nosotros, y aceptar con tranquilidad lo que llegue. Para el budismo, todo apego parte de una inseguridad, y el camino verdadero a la paz y a la tranquilidad es aceptar la inevitable incertidumbre que ofrece la vida. Todo pasa por cooperar de modo incondicional con lo inevitable.

Puede parecer sencillo, pero no lo es. A pesar de la dificultad, es un trabajo excelente para reforzar valores como la humildad, la fortaleza, la gratitud, la resiliencia y la verdad. Y una vez te centres en lo que puedes controlar y hayas hecho las paces con lo que no, habrás eliminado una de las principales fuentes de sufrimiento e insatisfacción de tu vida.

Una de mis máximas es «haz lo que puedas con lo que tengas».

El teólogo y filósofo Reinhold Niebuhr lo plasmó a la perfección en su famosa *Plegaria de la serenidad*, que dice así: «Señor, dame valor para cambiar las cosas que puedo cambiar, serenidad para aceptar las que no puedo cambiar y sabiduría para distinguir entre las dos».

Apréndete esta plegaria.

Interiorízala con todas tus fuerzas.

Repítetela con frecuencia.

## 6. Primero arregla tu habitación

El título de este apartado hace referencia a uno de los principios más básicos del desarrollo personal, y es que debes empezar por lo pequeño. Tan pequeño que, a veces, parece insignificante. La gente quiere cambios drásticos, sin entender que como haces las pequeñas cosas es como haces las grandes. Y que si no eres capaz de hacer las cosas pequeñas de manera correcta jamás podrás lograr las grandes metas que tienes en la cabeza. La vida no funciona así.

El comandante William H. McRaven, en su libro *Hazte la cama*, habla de la importancia de no descuidar los detalles. En este caso, y como el título del libro indica, hacer la cama a diario antes de empezar el día. Jordan Peterson habla constantemente de la importancia de limpiar y ordenar tu habitación, y que ese debería ser el primer paso de cualquier individuo que quiera mejorar su vida y su entorno.

Sin embargo, una de las principales críticas que suelo recibir cuando hablo de desarrollo personal dice así: «¿Para qué esforzarme en intentar mejorar y lograr algo si el mundo en el que vivo está plagado de desigualdades e injusticias y lo más probable es que fracase a causa de ello? Hay que dejar de pensar en el individuo y empezar a solucionar la sociedad primero, y una vez el mundo sea un lugar mejor, las personas podrán florecer y desarrollarse plenamente en él».

Muy bonito. Ojalá no fuera una auténtica utopía, porque la idea me parece encomiable. No obstante, si tenemos que decidir entre el individuo y la sociedad, siempre se debe empezar por el individuo. Es el orden lógico en mi opinión. El único orden posible para llegar a lograr algo significativo, de hecho.

Las personas que quieren que la sociedad mejore y priorizan eso frente al individuo se pueden categorizar en dos grupos: el primero es el de los que quieren que la sociedad florezca, pero consideran que se tienen que encargar otros de hacerlo posible. Ellos simplemente esperarán a recoger los frutos del trabajo de los demás. Son los que están muy cómodos en el perfil de víctima, y ninguna mejora será suficiente para que empiecen a hacer algo de provecho con su vida. En una sociedad utópica e ideal tampoco serían capaces de hacer nada, porque si no existieran problemas... se los inventarían para seguir quejándose. Hablaremos en detalle de este perfil de gente más adelante.

El segundo grupo son los que quieren que la sociedad mejore y están dispuestos a hacer algo al respecto. A pesar de las buenas intenciones, la realidad es que no suele ser una decisión demasiado sensata si no se tienen primero los propios asuntos en orden. Y muy poca gente los tiene.

Déjame preguntarte algo: ¿cómo pretendes mejorar el mundo si no eres capaz de tener tu minúscula parcela de influencia individual ordenada? ¿Cómo pretendes cambiar la sociedad, que es el conjunto de miles de millones de personas con todos sus problemas, anhelos, complejidades y contradicciones... si ni siquiera eres capaz de tener tus asuntos bajo cierto control? ¿Cómo podrás encarar la tarea de «arreglar» el mundo si sabes a la perfección lo que cuesta mantener limpia y ordenada tu propia existencia?

Es como no saber gatear siquiera y pretender esprintar cuesta abajo con patines.

No. Es imprescindible empezar por uno mismo. Y empezar por lo pequeño. Empieza por dejar de hacer cosas obvias que sabes que te perjudican (con toda seguridad son muchas y puedes hacer una lista extensa a poco que reflexiones). Empieza por tomar las riendas de tu vida y sentir cierto respeto y dignidad por ti mismo. Empieza por hacerte la cama cada mañana. Por tener tu espacio ordenado y limpio. Por ocuparte de tus asuntos con determinación y responsabilidad. Por hacer lo que puedes con lo que tienes, y dejar de quejarte por todo lo que no puedes controlar. Verás que es mucho más difícil de lo que parece a primera vista, y que esas pequeñas acciones que tal vez tildabas de irrelevantes o menores son más complicadas de llevar a cabo de lo que creías. Y eso debería poner un poco de perspectiva en tu vida y frenar tus ansias de salvador.

Progresa en todo ello y quizá llegue un momento en que tengas tu pequeño rincón un poco ordenado y te sientas preparado para aventurarte a expandir tu influencia a tu círculo más cercano. Tal vez tu pareja, tu familia o tus amigos. A lo mejor ellos mismos han visto los cambios que estás experimentando y eso los inspire y los lleve a actuar por ellos mismos, utilizándote como ejemplo.

Y es posible que, con suerte, puedas afectarlos de manera positiva y hacer que ellos sean personas un poco más fuertes, más enteras y más productivas, de modo que empiecen a tener sus parcelas algo más virtuosas y se atrevan, a su vez, a influir, aunque sea levemente, en su entorno más cercano.

A lo mejor así se logra tener una sociedad de individuos que estén dispuestos a hacer las cosas bien a nivel social y que a su vez tengan la entereza y las herramientas necesarias para lograrlo en mayor medida.

No voy a negarlo, cabe la posibilidad de que esta idea sea también otra utopía, pero prefiero apostar por ella con todas mis fuerzas y hacer todo lo que esté en mi mano para lograrlo antes que intentar arreglar una sociedad repleta de individuos rotos, siendo yo uno de ellos, que lo único que hace es contribuir al problema.

Todo empieza por ti. Todo empieza por esas acciones pequeñas, pero fundamentales. Céntrate en mejorar un poco tu pequeña zona de influencia y luego atrévete a aventurarte en el mundo como un individuo mucho más completo. Si no puedes con tu propia vida, menos vas a poder con el mundo.


## 7. No eres perfecto, ni falta que hace

Pocas frases me generan tanta resistencia como «Eres perfecto tal como eres». Por desgracia, se han convertido en los mantras más repetidos dentro del mundo del desarrollo personal. Especialmente en el que orbita alrededor del optimismo tóxico del que no soy nada fan, como quizá ya has podido comprobar a estas alturas.

Muchas personas celebran con orgullo «ser perfectos tal como son», e incluso lo enarbolan como bandera, lo repiten de manera constante y se aseguran de que todo el mundo a su alrededor sea del todo consciente de lo a gusto que están en su propia piel y lo mucho que se quieren y se respetan. Lo dicen tanto que incluso empiezas a dudar de si ellos mismos se lo creen…

Las personas que de verdad son felices no se lo tienen que decir a sí mismas a todas horas.

Las personas que se aceptan no se lo tienen que recordar a cada rato.

Las personas que se quieren no lo tienen que proclamar a los cuatro vientos.

Vamos a matizar primero algunas cosas. Sé muy bien que la intención que hay detrás de esta frase es que debes quererte, aceptarte y no estar en constante conflicto contigo mismo, ya que, de ser el caso, el camino hacia el crecimiento personal se vuelve impracticable. No hay crecimiento posible si parte de un odio y un rechazo hacia uno mismo, como hemos visto con anterioridad.

Incluso puedo aceptar que sea una suerte de recordatorio para todos aquellos que, por inseguridad, deciden faltar a su verdad y pretenden ser quienes no son, en un intento inútil de agradar o de estar a la altura de otras personas que quizá ni siquiera les gustan, para empezar.

Hasta aquí estoy de acuerdo. De hecho, he dedicado un capítulo entero del libro a recordarte que debes quererte. Mucho y bien, dado que sin esa pieza en su sitio todo lo demás se va al traste.

Pero también soy consciente de que este tipo de mensajes pueden (y suelen) ser tergiversados y pervertidos con extrema facilidad. Es un ejemplo más de las frases optimistas que plagan las redes sociales y que están diseñadas para hacerte sentir bien, pero que en el fondo no significan nada en absoluto. Que te dicen lo que quieres oír, pero no lo que debes escuchar. Son como un abrazo cálido en el que te quieres refugiar. Bajo este mantra te sientes entendido, cuidado y valorado.

«Sé tú mismo; eres perfecto tal como eres».

Con todo, este mensaje puede volverse muy problemático cuando las personas comienzan a apalancarse demasiado en ellas mismas, y empiezan a creer que no hace falta modificar o mejorar nada, porque ya están bien tal como son. Y eso puede acabar desembocando en una mentalidad derrotista y acomodadiza. En algunos casos, en una mente cargada de vanidad y orgullo. En algunos otros, repleta de miedo y rencor.

Debes tener clara una cosa: si estás demasiado orgulloso de quien eres, nunca tendrás la posibilidad de llegar a ser quien podrías ser. Este orgullo te impedirá desprenderte de quien eres ahora, puesto que estarás demasiado identificado con esta versión que, por mucho que te ofenda, no es tan perfecta como te han dicho que es. O como tú mismo te has autoconvencido de que es. Porque nada lo es, y mucho menos el ser humano, a pesar de que la gente se niegue a aceptarlo. Esa negación acaba siendo uno de los principales frenos del progreso y la autorrealización individual.

Carl Gustav Jung, famoso psicólogo fundador de la escuela de psicología analítica, propuso en una de sus más conocidas teorías que toda persona, para poder alcanzar la plenitud psicológica, debía aprender a integrar en su yo consciente todo lo que estaba enterrado en las profundidades del inconsciente. Dentro de ese inconsciente se encuentra «la sombra», que es el arquetipo que Jung utilizó para representar el lado oscuro del individuo: todos los miedos, pasiones, deseos, agresividad, sexualidad reprimida, emociones mal canalizadas y todo aquello que el individuo, de forma consciente, se ha negado a reconocer y a aceptar como propio.

Aceptar esa sombra e integrarla dentro del consciente es una parte fundamental de la llamada «individuación», es decir, el proceso para llegar a ser un individuo completo y funcional. Y este camino pasa a la fuerza por dejar de pensar que somos perfectos y que no hay ni un ápice de oscuridad en nosotros, y, en su lugar, centrarnos en aceptar esa parte y acomodarla dentro de nosotros. Darle espacio en vez de resistirnos a ella. Eso nos permitirá conocernos mejor y poder alcanzar una versión de nosotros mismos mucho más íntegra, completa y funcional.

Déjame darte un consejo: las personas que más se esfuerzan en parecer perfectas son las que más tienen que ocultar. Nunca lo olvides.

Otra cosa imperativa es que te asegures de que no te has convencido a ti mismo de que te quieres mucho y te aceptas simplemente por miedo al cambio, por pánico a la incertidumbre y por terror al esfuerzo que supone caminar el sendero entre tu realidad y tu potencial. Mucha gente prefiere mentirse a enfrentarse a sus demonios, a veces por el dolor que les ha supuesto intentarlo con anterioridad y fallar.

Es mucho más fácil convencerte a ti mismo de que te quieres tal como eres que hacer el trabajo necesario para cambiar las partes de ti que no te gustan. Muchos se amparan en el «yo es que soy así» para no aceptar que tienen la capacidad de mejorar en gran medida si quisieran. La realidad es que no son así, simplemente ya les está bien ser así. Y les está bien porque, siendo así, no tienen que hacer el trabajo necesario para cambiar y ser de otra manera. «Ser así» es la vía fácil. Lo difícil es ser como tienes que ser.

La gente puede cambiar.

El problema es que no quiere cambiar.

Y mucho menos aceptar que no le da la gana cambiar.

Pero eso, tarde o temprano, explotará. Es imposible mantener un engaño de forma indefinida, y más aún si a quien estás engañando es a ti mismo. En el fondo lo sabes, y puedes pretender que no, pero te aseguro que no hay manera de mantener la farsa para siempre.

Que estés en paz contigo mismo no significa que no quieras mejorar. No son excluyentes. Puedes mostrar amor genuino, compasión y empatía por quien eres mientras intentas pulir aquello que sabes que puedes mejorar. Siempre hay cosas que mejorar en todos nosotros, y pensar lo contrario es de una prepotencia preocupante.

No eres perfecto.

Ni falta que hace.

Quiérete, acéptate y respétate.

Pero no te olvides de poner la mirada en quien podrías llegar a ser.

## 8.  QUERER NO ES PODER, PERO HAY QUE QUERER

A pesar de que ahora todo el mundo lo conoce como The Rock, Dwayne Johnson, uno de los actores más exitosos de la historia y una estrella de la WWE, tuvo una infancia complicada. Echaron a su familia de Hawái por impagos y se tuvieron que ir a vivir a otro estado. Mientras su padre se ganaba la vida en la lucha libre, él intentaba sacarse el bachillerato, pero andaba siempre metido en problemas. Peleas, altercados y pequeños hurtos en comercios locales eran su pan de cada día.

Al cabo de un tiempo conoció, tras una de sus típicas confrontaciones, al profesor que sería su primer entrenador de fútbol americano, que vio un potencial tremendo en Johnson y lo instó a apuntarse al equipo. En ese deporte encontró un propósito, un para qué, una razón por la que levantarse por la mañana y dejar atrás aquella vida que le acabaría arrastrando, tarde o temprano, al abismo.

Llegó a la Universidad de Miami con una beca completa gracias a sus logros deportivos y a sus notas, que mejoraron de manera considerable gracias a la disciplina que el deporte le inculcó, y jugó en uno de los mejores equipos universitarios del país de aquella época, con la determinación inamovible y el sueño de llegar a la NFL, la Liga Nacional de Fútbol Americano.

Sin embargo, Johnson no dio la talla. A pesar de su físico portentoso y sus capacidades atléticas, no era lo suficientemente bueno. Podría haber culpado al universo o al destino, pero la realidad era más simple: había gente mejor. Lo intentó tanto que se acabó lesionando gravemente en el último año de universidad y perdió la oportunidad de entrar en la NFL. Se le ofreció un contrato de prácticas para ir a la CFL, la liga de Canadá, pero tampoco pasó el listón y se quedó fuera.

No era por falta de foco. Ni ganas. Ni determinación. Tan solo no estaba en sus cartas ser jugador profesional de fútbol americano. Querer, a veces, no es poder.

A lo largo de este libro verás que siento bastante rechazo hacia todos estos mensajes motivacionales típicos que suelen darse, porque nos encanta oírlos.

«Si quieres, puedes».

«Lo único imposible es lo que no intentas».

«Si lo puedes soñar, lo puedes lograr».

Me encantaría ser capaz de dar estos mensajes que en el fondo no dicen nada. Psicología pop de la buena. Pero no puedo, lo siento. La realidad es que a veces no basta con quererlo. A veces puedes desear algo mucho, pero la vida se acaba poniendo en medio y te da un guantazo de realidad. A veces crees que mereces algo y, aun así, descubres que no llegas. Que te quedas corto y que los sueños no se cumplen.

La vida es así, y el que te diga que puedes lograr cualquier cosa que te propongas y que no hay nada imposible, en mi opinión, vive en un mundo de fantasía. A pesar de las buenas intenciones que imagino que tienen, crean mucha frustración a su paso. La gente se cree estos mensajes y más pronto que tarde se dan de bruces contra la realidad.

Dicho esto, aquí va una buena dosis de realidad para que reflexiones: en mi experiencia, gran parte de estos fracasos ocurren cuando no se ha hecho suficiente. Cuando no se ha puesto toda la carne en el asador. Cuando nos hemos dejado balas en la recámara sin disparar.

Somos capaces de mucho más. En serio. El problema es que todo está muy lejos cuando en realidad no queremos ir. Y todo es muy difícil cuando en verdad no lo queremos hacer.

La dura realidad es que la mayoría de las personas tienen mucha ambición, pero de boquilla. Dicen que quieren mucho, pero no están dispuestos a hacer lo necesario para ganarse la oportunidad de lograr lo que dicen que quieren. Vuelve a leer esto último.

La ambición de boquilla es gratis, y por eso hay superávit de palabras. Las acciones, por el contrario, cuestan, por eso tenemos un déficit de transpiración y de ser consecuentes con lo que decimos. Es mucho más fácil decir lo máximo, hacer lo mínimo y quejarse de que la vida no es justa o que el universo te la tiene jurada. Hay que dejar de quejarse de los resultados que no se han obtenido con el trabajo que no se ha hecho.

Hace tiempo me contaron una historia muy corta que me viene a la cabeza cuando hablo de estos temas. Decía así:

> Tras un concierto increíble, un admirador del pianista se acercó a él.
>
> —Me ha encantado cómo has interpretado todas las piezas —le dijo—. Lo daría todo por poder tocar el piano como tú…

El pianista le contestó:
—Yo lo he dado todo.

Y repito: hay la posibilidad de no lograr lo que de veras quieres a pesar de haberlo dado todo. Que se lo digan a Johnson. Pero antes de llorar y quejarte porque no has logrado lo que quieres, asegúrate de haber actuado con intención y haberte esforzado con cada célula de tu cuerpo. De haberlo dado todo.

Y si no, es probable que sea el momento de hacer las paces contigo mismo y entender que quizá no lo querías tanto. Seguramente te habías enamorado del premio, pero no del camino que se debe recorrer para lograrlo. O incluso peor, tal vez lo que querías era fracasar y así tener un motivo para quejarte, sentir pena por ti mismo y ganarte la simpatía de los demás.

Querer no es poder. Pero siempre es el primer paso para llegar a poder. Si quieres, tal vez puedas. Si no quieres, jamás podrás. Jamás.

Johnson no pudo, aunque lo quiso con todo su corazón. Volvió a casa de sus padres y, tras unas semanas con la moral muy baja, decidió que quizá su sino era continuar con el negocio familiar y entrar en el mundo de la lucha libre.

Se volcó en cuerpo y alma en su nuevo objetivo y llegó a ser el mejor luchador de la compañía. Eso le permitió retirarse en lo más alto y empezar a labrarse un nombre en Hollywood, siendo años más tarde el actor mejor pagado y una de las personas más influyentes del mundo.

En una entrevista dijo lo siguiente: «Llegar a la NFL ha sido lo mejor que no me ha pasado nunca».

## 9. ERES TU PROPIA RESPONSABILIDAD

Una de las peores crisis que tenemos en el presente es la crisis de adultez. Todo el mundo cumple años, pero son muy pocas las personas que maduran al mismo tiempo. El resultado de este fenómeno es la epidemia de niños pequeños adultos con la que tenemos que lidiar, y pocas cosas son tan desagradables de ver como un adulto que se sigue comportando como un infante o como un adolescente.

Este comportamiento está centrado en el egocentrismo, la inmediatez, la queja, el victimismo y la evasión absoluta de las consecuencias que aparecen a raíz de los actos propios. Eso es, a grandes rasgos, cómo se comporta un niño pequeño. Y puede parecer incluso entrañable cuando se trata de un chiquitín, pero es catastrófico cuando lo ves en un adulto.

Cuando un niño pequeño suspende un examen y te cuenta que la profesora le tiene manía, que justo le han preguntado lo que no se sabía o que el examen era muy difícil, lo puedes llegar a ver con una mirada de ternura porque sabes a la perfección que ha suspendido porque no ha estudiado. Sin duda alguna, era algo que tú mismo decías cuando eras pequeño e intentabas justificarte en vano ante alguien que sabía la verdad, porque también lo había intentado en su momento.

Pero cuando ves esta misma actitud en un adulto, la cosa cambia. En vez de ternura, genera rechazo. Genera desconfianza.

La capacidad de aceptar la responsabilidad que nos toca de nuestra vida, de nuestras acciones y decisiones es un gran primer paso para tener un carácter fuerte. Es el primer paso para la madurez. Es el primer paso para mejorar nuestra existencia. Pero todo eso solo ocurrirá si tomamos la decisión de ser y vernos como los protagonistas de la película de nuestra vida.

Somos libres de elegir y actuar, pero no somos libres de las consecuencias de nuestras decisiones y acciones. En esta vida todos tomamos centenares de decisiones, y algunas son buenas, otras neutras y otras malas. Pero cada una de estas decisiones tiene consecuencias y debemos estar preparados para asumirlas. Si queremos mejorar nuestra vida de forma significativa, tenemos que abandonar la costumbre de escurrir el bulto y creer que lo que ha ocurrido no va con nosotros.

Sí que va con nosotros. Desde el principio hasta el final.

Debemos tomar una actitud proactiva y aceptar que la persona que somos hoy es una consecuencia directa de lo que hemos hecho hasta el momento, y que tenemos mucho que decir y hacer para mejorar nuestra situación y cambiar la persona que seremos en un futuro. Pero todo empieza hoy, asumiendo ahora la responsabilidad que nos toca.

Ahí radica uno de los principales problemas de la sociedad actual: pensar que tienes derecho a hacer lo que te salga del arco del triunfo a la vez que evitas cualquier consecuencia negativa que pueda derivarse de ello.

La vida no funciona así. No somos niños pequeños. Ya no. Somos adultos. No solo lo somos, sino que debemos querer ser adultos, y eso no ocurrirá hasta que decidamos comenzar a tratarnos como tales, hasta que empecemos a respetarnos un poco y a elevar los estándares que tenemos para nosotros mismos.

Ponemos el listón demasiado bajo y somos capaces de mucho más. Tan solo tenemos que atrevernos a estar a la altura.

La responsabilidad es tan imperativa que incluso se podría argumentar que la capacidad de encontrar un propósito en la vida es directamente proporcional a la cantidad de responsabilidad que podemos cargar a nuestras espaldas. Sin responsabilidad, es posible que no haya significado ni propósito. Viktor Frankl hablaba de la responsabilidad como la carga que nos mantenía derechos a todos.

Como es obvio, hay problemas que no podemos sortear, que aparecen por puro azar y que están fuera de nuestro control. Ya hemos hablado con anterioridad de su existencia. Pero muchas de las cosas que nos ocurren son una consecuencia directa de nuestro hacer. La situación en la que estamos en gran parte nos la hemos ganado a pulso con lo que hacemos, pensamos y elegimos día tras día. Y esto es así. Sé que no gusta leerlo y aceptarlo, pero es así.

Déjame preguntarte algo: ¿Cuántas veces hiciste algo en el pasado que sabías perfectamente que a la larga no sería bueno para ti, pero aun así lo hiciste porque en ese momento te hacía sentir bien? ¿Cuántas veces elegiste tu «yo» del ahora frente a tu «yo» del futuro? ¿Acaso lo hiciste porque, a cierto nivel, pensabas que esa versión tuya del futuro era alguien distinto a ti? ¿Que los problemas que le llegasen no iban contigo y que ya se apañaría él?

La realidad es que tarde o temprano ese futuro que parecía muy lejano se vuelve el ahora. Esa versión tuya que se antojaba tan distante será tu presente. Y eres tú quien tendrá que apechugar con las consecuencias de lo que hiciste en el pasado. Y lo peor de todo es que de repente entenderás que el responsable eres tú. Por mucho que lo intentes ocultar y trates de culpar al mundo de tu desdicha, lo sabrás.

Entenderás que la persona que no se sacrificó por ti mismo eres tú. Verás que quien te quitó el bienestar que podrías experimentar ahora fuiste tú. Preferiste esos pequeños placeres inmediatos en vez de la gran recompensa en un futuro: una mejor versión de ti mismo.

Por el contrario, imagínate que hoy estás viviendo la vida que quieres. O al menos sabes a la perfección lo que quieres, estás bien encarrilado y ves progreso a diario. Y eso se debe, en gran parte, a los sacrificios que tú mismo hiciste en el pasado.

A las renuncias de placer cortoplacista que hiciste y a la disciplina que tuviste. Imagínate la confianza que sientes cuando sabes que tú mismo eres alguien de quien te puedes fiar y que siempre cuidará de ti.

¿Cómo puedes no estar bien contigo mismo? ¿Cómo puedes no sentirte orgulloso? ¿Cómo puedes no quererte?

Recuerda que la persona que serás dentro de cinco años depende en gran parte de la comida que comes hoy, los libros que lees hoy, el entrenamiento que haces hoy, las personas de las que te rodeas hoy y los hábitos que desarrollas hoy.

Pero voy más allá, porque aunque haya cosas malas que ocurren y sobre las que no tienes ningún tipo de control, eso no te da barra libre para girar la cara, dejar de mirar la situación a los ojos y asumir responsabilidades. Como dice Mark Manson, que no sea tu culpa no significa que no sea tu responsabilidad.

Puede haber ocurrido algo terrible en tu vida que no haya tenido nada que ver con tus acciones pasadas, pero sigue siendo tu responsabilidad cómo respondes a ese suceso, cómo lo enfocas y qué aprendizajes sacas. Es tu responsabilidad determinar cómo modificará ese episodio tu manera de ver la vida y de relacionarte con tu entorno. La enfermedad de mi hija es un claro ejemplo de ello. No es mi culpa, pero es mi responsabilidad adaptarme a ello, elevar el listón que tenía de mí mismo, no hundirme, flaquear o huir. Porque cuando alguien depende de ti, no hay huida posible.

Ahora te voy a hacer unas preguntas, y te ruego que las respondas con sinceridad:

Cuando ocurre algo malo en tu vida, ¿eres el primero en buscar culpables?

¿Te pasas horas intentando encontrar enemigos y fantasmas invisibles que te permitan quedarte tranquilo?

¿Escuchas constantemente a personas que validan esta línea de pensamiento, diciéndote lo que quieres escuchar?

Replantéate la situación. Puede ser un bálsamo momentáneo, pero no es una solución a medio o largo plazo. Y me atrevería a decir que en el fondo, muy en el fondo, lo sabes. Pero prefieres evitar mirar a tus problemas a la cara, esperando erróneamente que si no les prestas atención se diluyan por sí mismos.

Y esto es lo contrario de lo que pasará. Tú has permitido que existan y de ti depende que desaparezcan. No esperes a que alguien venga a salvarte. Sálvate tú mismo. Eres tu propia responsabilidad.


## 10. Aléjate de víctimas y «ofendiditos» profesionales

El 17 de octubre de 1991 la vida de Irene Villa cambió en un instante. Su madre la llevaba al colegio cuando detonó un artefacto explosivo colocado en su coche por la banda terrorista ETA y estuvo a punto de fallecer a la tierna edad de doce años. Pudieron salvarla, pero perdió las dos piernas y tres dedos de la mano izquierda. Su madre, un brazo y una pierna.

Una vez salvadas y fuera de peligro, su madre le dijo lo siguiente: «Hija, esto es lo que tenemos y con esto vamos a tener que vivir toda la vida. Hay dos caminos: vivir amargadas sufriendo y maldiciendo a los terroristas o decidir que nuestra vida empieza hoy. Elijas el camino que elijas, yo estaré a tu lado».

Irene eligió el segundo. Pensó en sí misma como alguien que nació sin piernas, decidió perdonar y se centró en abrazar la vida. Hoy es periodista, psicóloga, campeona de esquí adaptado y madre de tres hijos. Irene es un ejemplo de superación, de crear un castillo fuerte e inexpugnable a base de las piedras que nos encontramos por el camino de la vida y, sobre todo, es alguien que no se dejó llevar por el victimismo, a pesar de tener todas las razones del mundo para hacerlo.

En este libro, como habrás comprobado, hablo de muchos temas, pero todos confluyen en una serie de lecciones troncales que para mí son innegociables. Y una de esas lecciones es sacarte de la cabeza la mentalidad de víctima y la actitud de ofendido. Tal vez haga falta realizar un exorcismo para retirar ese cáncer de tu mente, pero es algo que debe hacerse. Si con este libro lo único que logro es que no vuelvas a verte como una víctima y dejes de ofenderte por cualquier chorrada, me daré con un canto en los dientes. Habré logrado una gran victoria. Habrá valido la pena. Porque una persona que se aleja del victimismo es una persona que se acerca a la fortaleza, al coraje, al aprendizaje y a la vida en toda su plenitud.

Hay personas que van por la vida sin asumir ni una sola responsabilidad o consecuencia derivada de sus actos. Que deciden que el mundo les debe algo por el mero hecho de ser ellos. Como forjan su identidad basándose en todo lo malo e injusto que les pasa, en el fondo, no quieren solucionar nunca esos problemas, porque, de hacerlo, dejarían de existir tal como se conocen y se perciben a sí mismos. Una crisis de identidad en toda regla.

Estas personas tienen un narcisismo y un egocentrismo desmedido, porque al final se las ingenian para hacer que todo gire en torno a ellos. Ellos siempre se enfrentan a los peores problemas, los obstáculos más difíciles y las pruebas más exigentes. Ellos lo tienen todo más difícil y nunca les sale nada bien. Están tan enamorados de sus propias miserias que creen que el universo entero los tiene presentes para confabularse en su contra. Por el contrario, en su cabeza, todos los demás siempre lo tienen fácil, les sonríe la suerte y están cargados de privilegios que no dudan en aprovechar.

Son las llamadas «víctimas profesionales», y es un oficio con alta demanda. Aparte de todo lo explicado con anterioridad, serlo tiene la ventaja añadida de la cantidad de atención y simpatía que se recibe. Pocas cosas le aportan más satisfacción a un mediocre que sentir cómo los demás se apiadan y sienten pena por ellos, ya que, al menos, y de una manera muy retorcida, están siendo relevantes. Como no pueden destacar por sus logros, al menos lo harán por sus miserias.

El problema es que eso se acaba interiorizando y, tarde o temprano, empezarán a sentir pena de sí mismos. Ese será el día en el que tengan verdaderos problemas, porque cuesta mucho recuperarse de la autoindulgencia una vez ha anidado en tu interior. Y eso es especialmente cierto cuando te has fragilizado hasta tal punto que cualquier arañazo es capaz de hacerte mella y dejarte postrado en el suelo, por lo que tienes centenares de ejemplos diarios que te harán papilla y retroalimentarán más si cabe tu percepción de que el mundo te la tiene jurada.

La mentalidad de víctima debilita.

Y la debilidad victimiza.

Estas personas, además, pueden llegar a adoptar otra característica que las hace de verdad peligrosas, y es la de ofenderse por todo. Una víctima suele aovillarse en el rincón, pero un ofendido toma las armas y está dispuesto a cargar de frente y sin miedo contra el supuesto culpable de todos sus problemas, sin entender que es él el principal causante de su situación, así como el principal responsable de solventarla o mejorarla.

Hace un tiempo oí esta gran frase: «Si dices algo y nadie se ofende, es que no has dicho nada en absoluto». Esto era cierto hace unos años, porque hoy en día puedes no decir absolutamente nada y, aun así, habrá gente que se ofenderá. No ofender a la infinidad de colectivos, personas, grupos y sensibilidades que existen en la actualidad es una tarea imposible. En especial, cuando muchos de ellos están con toda la predisposición del mundo para ofenderse. De hecho, van buscando cualquier excusa para justificar su ira reprimida y lanzarse a la yugular de alguien que no conocen, junto a una manada de energúmenos, enarbolando una supuesta justicia que solo ellos están capacitados para entender.

En realidad es bastante lógico este *modus operandi*. Cuando estás absorto en tu supuesta superioridad mientras defiendes con ahínco el grupo identitario al que has decidido unirte (sacrificando tu propia individualidad en el proceso) y cargas contra el enemigo que han construido a propósito para ti, es muy fácil que te olvides de todo lo que está roto y requiere de atención en tu vida. Te olvidas de lo que es de veras importante.

El problema es que todo esto lleva a la debilidad moral y de carácter más absoluta. Espacios seguros, regulación obligatoria del lenguaje, palabras gatillo o la cancelación de cualquiera que no piense de la manera correcta (es decir, la suya) son ejemplos de las consecuencias de dejar que este tipo de personas logren demasiado poder e influencia. Además, todo eso lo hacen intentando modificar el mundo cuando en realidad el problema lo tienen ellos dentro. Y cuando el problema lo tienes tú, te seguirá allá donde vayas.

Dudo mucho que seas una de estas personas si estás leyendo este libro, pero la vida da muchas vueltas y a veces nos acabamos convirtiendo en nuestros peores enemigos. Si te encuentras alguna vez en esta tesitura (o conoces a alguien que sea así), debes actuar sin miramientos. Lee los siguientes párrafos, y léelos bien.

Debes entender que cuando le das demasiada importancia a todas las chorradas que te pasan en la vida es un síntoma bastante claro de que en realidad no está ocurriendo nada importante en tu vida.

También debes hacer las paces con que el hecho de que ofenderte no significa que tengas razón. Mucha gente cree que tiene el derecho de que nadie la ofenda, pero eso no existe. La ofensa es una emoción, y las emociones son del todo subjetivas. Ofenderse también es una decisión, por lo que si has decidido ofenderte, lo conseguirás.

Recuerda que hay personas que se ganan la vida validando y retroalimentando las inseguridades de la gente y diciéndoles lo que quieren escuchar. Que alguien valide tus penas y lloros no significa, bajo ningún concepto, que sea cierto. Tan solo es conveniente para ti y por eso decides creerlo. Nada más.

Por último, espero que te des cuenta de que pasarte el día quejándote de lo injusta que es la vida y de los privilegios de los demás es un privilegio. Solo los privilegiados pueden dedicar el día entero a quejarse.


## 11. DEFINE QUÉ ES PARA TI EL ÉXITO

Dentro del mundillo del desarrollo personal se utiliza mucho la palabra «éxito», pero pocas personas se toman el tiempo necesario para definir con precisión y sinceridad qué es. Alcanzar el éxito en esta vida no es tan importante como determinar de forma correcta qué significa ese concepto para uno mismo.

El problema es que mucha gente no sabe lo que quiere. No saben lo que es importante. No tienen un sistema de valores y principios que les guíen a lo largo de su vida. Tampoco han establecido unas prioridades adecuadas en relación con esos valores y principios.

La consecuencia lógica es que la mayoría de las personas están perdidas, y no es extraño que acaben queriendo lo que otras personas quieren. O lo que otras personas les han dicho que deben querer. Eso los lleva a gastar tiempo, energía y dinero en perseguir algo que en realidad ni siquiera querían en primer lugar.

Intentan llenar su vacío interior con estatus, seguidores, dinero, ropa cara, móviles de última generación, relojes grotescos, casas excesivamente grandes y cochazos aparcados en la puerta: todo lo que nos han vendido que al parecer significa el éxito. Pero para mucha gente todo eso jamás colmará ese hueco que tienen dentro; paradójicamente el vacío será cada vez más grande. En consecuencia se desgastarán amasando más de todo aquello que creen que les saciará, pero que nunca lo hará. Un vacío existencial nunca podrá llenarse con cosas materiales.

Robert Waldinger es el cuarto director del estudio más ambicioso jamás realizado: el estudio de Harvard sobre el desarrollo de los adultos, que sigue vigente desde 1938. Se centra en seguir la vida de varios centenares de personas, recabar miles de datos sobre ellas e intentar descubrir qué nos mantiene sanos y felices a lo largo de la vida.

Las conclusiones de dicho estudio son claras. Lo que de verdad hace que una persona llegue feliz y sana a la vejez es la calidad de sus relaciones personales. No es la fama. Ni el dinero. Ni los likes. Es tener relaciones de calidad con sus seres cercanos, ya que la soledad nos destruye. No es la cantidad, es la calidad. Un buen entorno protege nuestro cuerpo y, sobre todo, nuestro cerebro.

Sin embargo, las encuestas que se hacen a los más jóvenes suelen mostrar que una mayoría abrumadora considera que el dinero es uno de los objetivos principales de su vida, seguido de cerca por la fama y el reconocimiento ajeno. Es normal que creamos eso porque en la sociedad hemos creado unos ídolos que representan esos valores. Ensalzamos a actores, músicos, deportistas, emprendedores, políticos y personalidades públicas como ejemplos claros de éxito, sin tener en cuenta que lo que vemos y lo que nos enseñan es una pequeña ventana de su vida. No es oro todo lo que reluce, y hay demasiados ejemplos que lo demuestran.

Queremos ser como ellos y tener todo lo que ellos han logrado, y miramos con indiferencia otras definiciones de éxito muy loables como ser una gran pareja, una gran padre o madre, alguien que contribuya a la sociedad realizando voluntariado, que se dedique a ayudar a los más desfavorecidos o que desarrolle una habilidad magistral gracias a un hobby. Por nombrar algunos. Pero eso, como es obvio, no tiene tanto glamour.

Jim Carrey dijo una vez en una entrevista que deseaba que todo el mundo lograra todas las riquezas y la fama que ansiaban para que vieran de primera mano que esa no era la respuesta que buscaban.

Creo que es importante remarcar que, muy a menudo, las personas más exitosas en un ámbito en concreto suelen ser las que tienen un desequilibrio más grande en los demás ámbitos de su existencia. Pero no lo vemos. Porque no nos lo enseñan o porque no queremos verlo e intentamos proteger esta imagen idealizada que tenemos y que pretendemos imitar.

Eddie Hall es un excompetidor de Strongman que en 2017 fue campeón del mundo de este deporte. Mucha gente lo admira y aspira a ser como él. Todo un ejemplo de determinación, disciplina y esfuerzo. Sin embargo, tras ganar en 2017, un periodista se le acercó y le preguntó a qué había tenido que renunciar para lograrlo. Eddie rompió a llorar y dijo: «He tenido que renunciar a mi vida. A ser padre, a ser marido, amigo e hijo». Eso también forma parte de esa realidad. Pero no lo vemos.

Brad Pitt es uno de los actores más reconocidos y exitosos del mundo. Aparte de ser un estandarte de belleza masculina como pocos, ha trabajado con varios de los mejores directores de la industria y ha encarnado a algunos de los personajes más icónicos de las últimas décadas. Con todo, su vida personal hacía aguas, estaba metido en un matrimonio tormentoso con Angelina Jolie, sin relación con sus hijos y reconociendo que tenía un problema serio con el alcohol.

La cantante Amy Winehouse tenía una de las mejores voces de las últimas décadas y una proyección que la habría convertido en una de las más grandes del sector y de la historia. No obstante, falleció a los veintisiete años, víctima de las drogas y la bulimia.

Vemos a la cantante en un escenario, admirada por miles de personas; al atleta batiendo un récord y subido al podio, y al actor dando un discurso inspirador mientras acepta el premio y es aplaudido por sus compañeros. Vemos el éxito.

Pero no vemos a la cantante luchando con una adicción a las drogas, al atleta que apenas ha visto a su familia en un año y cuyos hijos apenas lo conocen, o al actor que tiene que lidiar con la presión de no poder ir a ningún sitio o tener una vida normal porque todo el mundo lo reconoce por la calle, y que ahoga sus penas en el alcohol. No vemos el precio que hay que pagar.

Este apartado no está dedicado a decirte qué es el éxito. Es imposible. Cada persona tiene una definición diferente. Yo sé lo que es el éxito para mí, y sé lo que creía equivocadamente que era el éxito hace tiempo y que me llevó a tomar acciones y decisiones que afectaron de manera negativa a mi vida.

Para mí el éxito es:

- Estar bien conmigo mismo y haber aprendido a quererme. Y poder querer a los que me rodean.

- Levantarme cada mañana con un propósito definido y con ganas de trabajar para lograrlo.

- Tener clara la razón por la que estoy aquí.

- No lamentarme porque es lunes.

- No alegrarme porque es viernes.

- No desfasar porque es fin de semana.

- Saber que estoy dejando mi pequeño mundo, dentro de mis capacidades, un poquito mejor de como me lo he encontrado.

- Sentirme realizado, tanto personal como profesionalmente.

- Tener la capacidad de aprender de mis errores y de no tener miedo a intentar cosas.

- Estar rodeado de pocas personas, pero importantes y significativas.

- Haber formado una familia y poder proveerla de todo lo necesario.

- Tener la libertad de poder dedicar el tiempo a lo que quiero.

- Vivir al lado de la montaña, en vez de estar hacinado en una ciudad.

- Haber aprendido a estar a gusto con mi cuerpo. Y comprender que a nadie le importa mi físico tanto como a mí mismo.

- Entender, hasta la última fibra de mi cuerpo, que tengo mucha responsabilidad en lo que me pasa a diario. Tanto lo bueno como lo malo. Y que debo actuar en consecuencia.

- Haber aprendido a decir que no cuando no quiero hacer algo.

- Tener la seguridad de que no me importa demasiado lo que la gente que no me conoce pueda pensar de mí. Tanto para lo bueno como para lo malo.

- Pensar siempre por defecto en qué puedo aportar, no en qué tengo que recibir.

- Irme a dormir tranquilo, sabiendo que lo he hecho lo mejor posible.

- Darme cuenta de que el éxito es un proceso, no un destino.

Para mí el éxito se parece a esto.

Este apartado va de que tengas el valor y la sinceridad de determinar qué es el éxito para ti. Sin dejarte influenciar por opiniones y deseos externos. Esto va de encontrar tu verdad más profunda y serle fiel.

Es un trabajo importante. No lo demores. La calidad y el significado que tendrá tu vida de este momento en adelante dependen del buen trabajo que hagas ahora al determinar el objetivo en el que te tienes que enfocar.

## 12. SAL DE TU ZONA DE CONFORT

No tenía ni diez años cuando les dije por primera vez a mis padres que cuando fuera mayor y tuviera bastante dinero me iría de casa. Como es lógico, a mis padres les sorprendió que un niño tan pequeño dijera esas cosas, pero no le dieron más importancia. «Cosas de niños», pensaron.

Cuando tuve diecinueve años y gané suficiente dinero para emprender esa aventura, tomé la decisión de la que llevaba avisando a mi familia desde hacía más o menos una década y me fui de casa. Mi madre se puso muy triste y me preguntó «¿Por qué te vas? ¿Estás mal en casa?». Eran dudas entendibles.

La relación con mis padres era más o menos buena (todo lo bien que puedes estar con un adolescente difícil como lo era yo en esa época) y no había una razón aparente que justificara la necesidad de independizarme tan pronto, sobre todo si tenemos en cuenta que la mayoría de las personas lo hacían en torno a la treintena.

El problema no era que estuviera mal. El problema era que estaba demasiado bien.

Mis padres tardaron mucho tiempo en entender aquella contestación, pero era algo que llevaba pensando desde hacía años. Vivir tan arropado por una familia que cubre todas tus necesidades es estupendo, pero también te impide ganar independencia y fortaleza y desarrollar responsabilidad. Hace difícil que te desarrolles de manera plena y descubras quién eres de verdad.

Las dificultades revelan el carácter. Aquel que siempre

anhela una vida fácil y cómoda en el fondo no quiere conocerse a sí mismo. Y por lo general es porque tiene miedo de lo que pueda descubrir. Yo, por el contrario, quería saber quién era con urgencia. Con ansia. En mi caso tenía ciertas responsabilidades menores en casa, pero mi ropa estaba siempre limpia, el piso se pagaba con el esfuerzo de mis padres, había siempre comida lista y, en el fondo, toda esa comodidad me estaba asfixiando.

Vivir fuera de casa fue una auténtica dosis de crecimiento a marchas forzadas. No me arrepiento nada de haber tomado esa decisión, a pesar de que objetivamente estuve mucho peor fuera de casa que con mis padres. La experiencia fue muy difícil en algunos momentos, pero al final era eso lo que estaba buscando. Y eso fue lo que encontré.

Años más tarde decidí arriesgarme y crear mi propio proyecto, porque quería ver si era capaz de salir adelante cuando laboralmente todo dependiera solo de mí. Tanto lo bueno como lo malo. Quería comprobar si ese potencial que sentía en mi interior lo podía trasladar al mundo real y desarrollar un proyecto que me permitiera vivir y prosperar. Más de diez años después, sigo adelante con mi empresa, no solo viviendo yo gracias a ella, sino toda mi familia.

Desde entonces mi opción por defecto es elegir lo que me genera más resistencia. Lo que me infunde más miedo. Siempre. Porque detrás de cada uno de tus miedos está la persona que quieres ser. El poeta Robert Frost tiene un poema precioso que se titula «El camino no elegido». El verso final dice así: «Dos caminos se bifurcaban en un bosque y yo, yo tomé el menos transitado, y eso marcó toda la diferencia».

Debes aprender a tomar el camino menos transitado en tu vida. Debes querer hacerlo, porque de ahí emana la esencia del crecimiento. De ahí brota la esencia del coraje.

A pesar de que a corto plazo la zona de confort parece que nos aporta tranquilidad y seguridad, a medio y largo plazo es una trampa sigilosa que, de no hacer nada, se irá cerrando sobre nosotros sin apenas darnos cuenta. El resultado de no querer salir de esa trampa es una vida anestesiada, mediocre, conformista y gris.

Por experiencia sé que podemos hacer un trabajo increíble de autoconvencimiento para negar esa realidad. La verdad, por desgracia, siempre acaba manifestándose. Lo quieras o no. Y cuanto más la niegues y más te escondas de ella, mayor y más negativo será su impacto cuando surja.

Haciendo siempre lo mismo tendremos siempre los mismos resultados. Si queremos lograr algo nuevo, deberemos salir de nuestra zona de seguridad y probar cosas nuevas. Eso da miedo, pero te recuerdo que el coraje no es la ausencia del miedo. Es hacer lo que sabemos que hay que hacer, a pesar del miedo.

Por desgracia, muchos creen que salir de la zona de confort es saltar de un avión sin saber si el paracaídas funciona o está en buen estado. O tirarse a una piscina con los ojos tapados ignorando si hay agua. En este aspecto la dirección es más importante que la velocidad.

Si tu dirección es el crecimiento y la mejora, no hace falta que des un salto al vacío ni que hagas un cambio radical en el que las únicas opciones sean sobrevivir o morir en el intento. Pequeños pasos graduales hacia la dirección correcta serán más que suficientes para que puedas aumentar de modo paulatino tu confianza, fortalecer tu carácter, potenciar tu creatividad, y aumentar tu competencia y tu crecimiento personal de forma exponencial.

Cuando cambias tu marco mental y te vuelves una persona que, por defecto, decide tomar el camino difícil y siente un cosquilleo en el estómago cada vez que piensa en el reto que tiene delante, pero, aun así, lo asume…, la vida se expande. De una manera que cuesta entender, a no ser que lo experimentes en primera persona.

¿Tienes miedo a adentrarte en lo desconocido y asumir riesgos por temor a fracasar? Fracasar y sentirte un fracasado son cosas distintas, y hablaremos de esto en el capítulo siguiente.


## 13. ACTÚA, FALLA Y ACTÚA OTRA VEZ

Pensar está genial. Creo que en eso todos estamos de acuerdo.
Analizar.
Sopesar.
Observar.
Calibrar.
Estudiar.
Razonar.
Valorar.
Todo eso ayuda a que nuestra vida tenga una dirección más o menos clara y definida. El problema es que es muy sencillo entrar en un bucle infinito de pensamiento que nos termina llevando a no hacer nada en absoluto. Y lo peor de todo es que nos creemos que, por haber pensado en hacer algo, hemos hecho algo al respecto. Nos creemos que por hablar de nuestros planes nos hemos acercado a ellos. No, no hemos hecho nada de nada.

El problema no es pensar. El problema es solo pensar.

Decía Platón en una de sus reflexiones que el que aprende y aprende, pero no lo aplica es como el que ara y ara, pero no siembra nada. Y es que nos pasamos la vida planeando, organizando, pensando y se nos olvida la parte más importante y crucial: hacer.

La inspiración sin transpiración no sirve para nada.

La acción más pequeña siempre será mejor que la intención más grande.

Bien hecho siempre será mejor que bien pensado.

El mejor antídoto para la duda es una buena dosis de acción. El problema es que mucha gente teme empezar por miedo a fallar, pero permíteme decirte que es muy fácil parecer perfecto cuando no has hecho absolutamente nada en tu vida. Las únicas personas que no cometen errores son las que no hacen nada. Y eso, en el fondo, no deja de ser un error, de modo que ni así se salvan. Es sencillo criticar desde la grada a los que se están metiendo en el barro hasta el cuello intentando lograr algo, y por eso hay tanta gente que mira y critica... y tan poca gente que se arremanga y lo intenta.

Este pavor que tenemos a ponernos manos a la obra viene en gran medida de lo estigmatizados que están los fallos, pero es un error pensar que lo contrario al éxito es el fracaso. Debemos entender que el fracaso es un paso necesario para poder llegar a lograr algo. Nos sentimos unos fracasados por fallar, cuando la realidad es que todas las personas que han logrado algo en esta vida han fallado muchísimas veces en el proceso. Lo que han hecho ha sido aprender de esos errores y saber modificar el plan a partir de la información que han recabado.

Ahí radica la diferencia entre fallar y sentirse un fracasado. Lo primero ocurrirá tarde o temprano, y con toda seguridad más de una vez. Lo segundo es una elección que tomas tú mismo, ya que nadie puede hacerte sentir un fracasado sin tu permiso.

El mejor ejemplo de eso lo tenemos en Edison, cuando tras muchísimos fracasos en su afán por inventar la bombilla eléctrica pronunció la famosa frase: «No he fallado, simplemente he encontrado diez mil formas de hacerlo que no funcionan».

Michael Jordan hizo un anuncio para Nike en el que se le escuchaba decir lo siguiente: «He fallado más de nueve mil tiros en mi carrera. He perdido casi trescientos partidos. Veintiséis veces confiaron en mí para el tiro ganador y lo fallé. He fracasado una y otra vez en mi vida y por eso tengo éxito».

El difunto Ken Robinson, gran escritor y uno de los mayores expertos mundiales en creatividad, defendía que a partir del fallo aparecía la creatividad. Afirmaba que si no estamos dispuestos a fallar jamás lograremos crear algo en verdad original.

Acepta que los fallos vendrán, porque lo harán. Y es bueno que lleguen, ya que tras cada fallo hay una lección de enorme valor, siempre que seas capaz de desvincularte de tu ego y aprenderla.

Prométete que no te hundirás por fallar. Ya habrá muchísima gente que se empeñará en verte caer por el mero hecho de que estés intentando lograr algo, mucho más de lo que han hecho ellos en su vida. Lo último que necesitas es echarles una mano para llevarte al abismo. Mantén la cabeza alta siempre y respétate siempre.

La acción, por cierto, también es el mejor remedio para uno de los males más corrosivos con los que tenemos que lidiar: la procrastinación. Esa temida sensación de incapacidad para enfrentarnos a las tareas que sabemos que tenemos que hacer, e ir aplazándolas de forma constante mientras el peso de la culpa aumenta en nuestra conciencia. ¿Te suena?

El cerebro, aunque no lo parezca, utiliza la procrastinación como mecanismo de defensa para evitar la ansiedad, los cambios no deseados o las amenazas percibidas. Solemos procrastinar al pensar en la tarea monumental que tenemos por delante. Nos da miedo, no sabemos cómo encararla y nuestro cerebro nos protege procrastinando. La solución, curiosamente, es más simple de lo que parece: bajar las expectativas.

Hay que desgranar esa tarea colosal en pequeñas acciones relevantes que puedas ejecutar de inmediato, que te acerquen a tu objetivo y que reduzcan la fricción mental que supone enfrentarse a ese titánico objetivo. Pero eso no es suficiente. Una vez que las tareas estén claras, debes comprometerte a realizarlas durante cinco minutos. Solo cinco minutos. Después puedes hacer lo que te venga en gana, incluso dejar la que estabas haciendo.

El cerebro es muy bueno a la hora de protegernos de peligros y amenazas, pero también es brillante a la hora de premiarnos. Descubrirás lo sorprendentemente fácil que es seguir adelante con la tarea una vez han pasado esos primeros cinco minutos, ya que tu cerebro genera inercia y reduce la fricción, al tener entre manos una labor mucho más pequeña y manejable.

Actúa. No esperes más. Haz lo que puedas con lo que tengas. Eso está bajo tu control por completo, y es en lo que te debes focalizar.

## 14. NO PIERDAS LA PERSPECTIVA DE TU VIDA

Recuerdo una vez que, mirando Instagram para distraerme un rato, me encontré con una foto que me dejó el alma hecha trizas. Era de un niño de cuatro años, llamado Beckett Burge, luchando contra una leucemia linfocítica. Estaba de pie con las manos apoyadas en la fría taza del váter, esquelético, pálido, sin un solo pelo en la cabeza… Su hermana mayor, a su lado, lo consolaba en uno de sus peores momentos tras la quimioterapia.

Cuando vi esa foto me hundí. Me afectó muchísimo, quizá porque desde que soy padre he desarrollado una hipersensibilidad ante cualquier tema relacionado con niños pequeños. Creo que todos los que tenemos hijos hemos pasado por algo similar. No puedo ni quiero imaginarme lo que debe de ser experimentar esa situación. Debe de ser un infierno en vida.

Lo peor fue cuando leí el pie de foto: «En esta fotografía tienes a un niño de cuatro años luchando contra un cáncer. Ahora cuéntame tus problemas, por favor».

Me quedé mudo. Se me cayó la cara de vergüenza.

¿Por qué? Pues porque reflexioné sobre mis supuestos grandes problemas y me di cuenta de que eran, en su mayor parte, irrelevantes. Entendí que, a cierto nivel, deseaba grandes problemas en la vida a fin de justificar una suerte de lucha para salir adelante frente a la adversidad, pero me tenía que conformar con los que tenía, y los hinchaba de forma artificial para que estuvieran a la altura de mi exigencia.

En realidad hacía una montaña de un grano de arena. Y percatarme de que estaba dando tanta relevancia a cosas triviales, cuando en la vida hay cosas en verdad importantes y graves que tengo la suerte de no estar viviendo, me tocó la moral.

Me sentí como un niño malcriado con una rabieta. Una hostia de realidad, como suele decirse.

Siendo del todo sincero, soy consciente de que es casi imposible establecer un baremo objetivo sobre la gravedad de los problemas, porque cada persona tiene sus demonios y las cosas nos afectan de manera diferente. Lo que a mí me hunde, para ti puede ser del todo soportable. Y viceversa.

Pero creo que tenemos la responsabilidad de poner perspectiva sobre nuestros propios problemas y evaluar si vale la pena sufrir tanto. Porque lo que sí sé es que sufrimos demasiado por lo que nos ocurre. Y la mayoría de las cosas no lo merecen.

A veces me planteo si muchos de esos supuestos problemas que nos afligen son consecuencia del estado de comodidad increíble en el que hemos tenido la suerte de nacer y crecer. El hecho de que una gran parte de nosotros no hayamos vivido adversidades reales nos proporciona el dudoso privilegio de no desarrollar una piel gruesa que nos proteja de las chorradas sin importancia. Crecemos fragilizados, incapaces de tolerar el fracaso, la frustración o el rechazo.

Somos de cristal, y por eso cualquier cosa tiene la capacidad de rompernos.

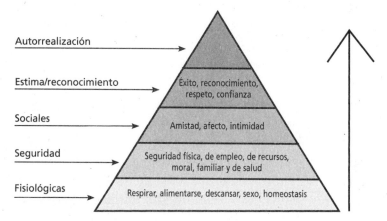

Permíteme hacer unas cuantas suposiciones que creo que no irán muy desencaminadas. Si estás leyendo este libro, significa que tienes tiempo para dedicarlo a tus intereses. Además, para que uno de tus intereses sea la realización personal y el crecimiento individual, debes de tener al menos las dos bases de la pirámide de necesidades humanas de Maslow cubiertas. Es decir, apuesto a que tienes una casa a la que volver por la noche, dispones de agua corriente, luz, comida y cierto sentido de la seguridad personal.

Además, tienes un teléfono móvil con un mínimo de dos

redes sociales instaladas y lo más seguro es que pases más de tres horas al día enganchado a él. Puedes chequear las estadísticas de uso del teléfono para ver si estoy en lo cierto o no. También es muy probable que tu entorno, a pesar de que no sea el óptimo o el más deseable, no esté desestructurado por completo. Tienes personas cercanas con las que puedes entablar una conexión y con las que tienes cierto grado de intimidad y confianza.

Eso significa que estás mejor que la mayoría de la población del mundo.

¿Podrías estar mejor? Siempre se puede mejorar, claro. Pero mal, lo que se dice mal, no estás. Muchos se cambiarían por ti en un instante. Y, aun así, la mayor parte de las personas que están en esta situación se sienten abrumadas por la vida. Su rasero de pasarlo mal y sufrir está muy bajo. Se permiten el «lujo» de verse afectados porque sus publicaciones no tienen suficientes likes, porque alguien ha dicho algo mínimamente ofensivo o no ha dicho lo que ellos querían oír. Les indigna tener que quedarse un rato más en el trabajo algunos días, que el wifi no vaya suficientemente rápido y esperar 0,001 segundos más de lo previsto para que se cargue el siguiente capítulo de la serie que ven en Netflix o encontrarse caravana cuando vuelven a casa.

Muchos de los problemas del día a día son de este estilo. Contratiempos que, en el fondo, no son tan importantes. Tenemos las necesidades básicas cubiertas. Contamos con toda libertad para decirle a la gente lo que nos salga del arco del triunfo y que esta, además, escuche, responda e incluso valide nuestras opiniones. Y, pese a todo, nos derrumbamos a la mínima.

Mientras escribo este libro mi hija mayor tiene cuatro años. Los problemas que puede tener una niña de esta edad son triviales desde un punto de vista objetivo, pero a ella se le hace un mundo. Cuando algo no ocurre como ella quiere, le supone un verdadero problema. Sufre mucho. Las emociones se descontrolan y todo se ve afectado por ello. Nuestro trabajo como padres no es minimizar su dolor o negarlo. No es decirle de forma externa y bajo nuestros parámetros de adulto que no es para tanto. Porque para ella lo es.

Nuestro trabajo es estar a su lado y validar sus emociones y sufrimiento, al tiempo que le damos herramientas para que aprenda a manejarlos y, poco a poco, ayudarle a ganar perspectiva, de modo que entienda por ella misma que lo que le hacía sufrir en realidad no era para tanto. ¿Ves la diferencia? Es una realización que viene de dentro, no puede imponerse desde fuera.

Por lo tanto, debemos hacer lo mismo con nosotros mismos, porque los padres a estas alturas ya no están para estas cosas. Una vez más somos nuestra propia responsabilidad.

Los problemas que tienes ahora te pueden superar. Lo entiendo. He estado ahí también. Tu trabajo es hacer todo lo posible por ponerlos en perspectiva y entender si está justificado tanto sufrimiento. Te adelanto que, por lo general, no lo está.

Haz una lista de todos los problemas que te preocupan. Descríbelos de forma lo más objetiva y distante posible. No te impliques emocionalmente en este paso, porque entonces les transmitirás todo el peso que ya tienen en tu mente. Sé frío y desapegado con ellos y quizá descubras que si los miras con objetividad… no son tan graves. Tal vez te sorprenda lo mucho que has dejado que te afecte una auténtica estupidez.

A continuación busca la razón por la que te están afectando. Debes encontrar el motivo, ya que sin identificarlo irás a ciegas. Una vez que lo sepas, tienes una dirección. Establece una hoja de ruta con acciones claras y definidas que te permitan solventar o mejorar esa situación. Tienes mucha más capacidad para mejorar tu situación y tus problemas de lo que crees. De hecho, muchas dificultades y contratiempos han acabado siendo muy grandes y bloqueantes porque hemos permitido que crezcan debido a nuestra incapacidad para actuar cuando era necesario. El segundo mejor momento para hacerlo, sin embargo, es ahora. No te dejes arrastrar por la corriente. Sé proactivo.

Y si llega un punto en el que no puedes hacer nada, estate tranquilo. Ya lo hemos visto con anterioridad, pero hay veces en las que has hecho todo lo que estaba en tu mano y lo único que te queda es estar en paz con el resultado. Si has actuado respetando tus valores y lo has dado todo, no te quepa duda de que estarás en paz.

Antes de acabar con este apartado me gustaría explicarte una historia que escuché hace tiempo y que me ayudó a poner esa perspectiva tan necesaria en mi vida.

*Un rey reunió a todos los sabios de su corte y les expuso lo siguiente:*

*—He mandado hacer un anillo al mejor orfebre del reino, y quiero grabar en su interior un mensaje que me ayude en los tiempos difíciles y al que pueda acudir cuando necesite consejo y guía. ¿Qué mensaje debería grabar?*

*Los sabios se pusieron manos a la obra: dedicaron días y días a revisar sus libros de filosofía y debatieron entre ellos, pero, acostumbrados como estaban a escribir y leer grandes tratados en extensos libros, no eran capaces de condensar en pocas palabras sus pensamientos, y así se lo dijeron al monarca.*

*El rey, sin embargo, tenía un sirviente anciano que había servido a su padre y se había ganado su respeto, por lo que confiaba en él como si fuera un miembro más de la familia.*

*El sirviente le dijo que sabía cuál era el mensaje que el rey necesitaba, pues se lo había escuchado a un invitado de su padre muchos años atrás y no lo había olvidado, pero le dijo que no debía leerlo a menos que fuera absolutamente necesario, ya que solo entonces el mensaje obraría en el rey todo su poder.*

*El monarca aceptó.*

*El sirviente fue al orfebre, le dictó el mensaje, y el artesano lo grabó en la cara interna del anillo.*

*El rey se puso el anillo y, respetando la promesa que había hecho, no se lo quitó en ningún momento para leer lo que había escrito.*

*Al cabo de un tiempo, un reino vecino invadió el territorio del rey sin previo aviso, y, al no poder enfrentarse a sus ejércitos, tuvo que escapar como pudo. En su huida, acabó en plena montaña, con su familia y unos pocos que habían podido huir con él.*

*Estaban perdidos, con hambre, frío y miedo. El rey, desesperado y paralizado por la situación, se acordó del anillo. Se lo quitó y leyó el mensaje que había permanecido oculto a sus ojos hasta entonces:*

*ESTO TAMBIÉN PASARÁ.*

*Un silencio se apoderó del monarca. Una extraña calma y sosiego se asentaron en su interior. La noche parecía menos oscura. El frío, menos inmisericorde. El hambre, más llevadera.*

*Esa misma noche un grupo de soldados de un reino aliado encontraron al pequeño grupo del rey y lo escoltaron hasta la capital, donde se recuperaron, se reagruparon y planearon la reconquista de su hogar.*

*A los pocos meses la guerra terminó. Habían expulsado a los invasores y recuperado su reino.*

*Para celebrarlo, el rey mandó organizar un banquete con un derroche de comida, flores, música y baile. Se sentía eufórico y orgulloso de lo que había logrado... Sin embargo, mientras contemplaba el festejo, el viejo sirviente se le acercó y le dijo:*

*—Por favor, majestad, lea el mensaje del anillo.*

*ESTO TAMBIÉN PASARÁ.*

El rey comprendió que había pedido un mensaje que lo ayudara en los tiempos difíciles, pero el sirviente le había ofrecido algo mucho más valioso. Entendió que aferrarse a las situaciones negativas no era lo indicado, pero tampoco lo era hacerlo a las positivas.

Porque todo pasa. Todo.

Tanto lo bueno, como lo malo.

Los problemas se solventan y mitigan.

Las buenas rachas terminan.

La salud se deteriora.

Los dolores se calman.

La euforia desaparece.

La desesperación se aligera.

La alegría llega y luego se va.

La tristeza aparece y luego se diluye.

Si nos aferramos demasiado a algo, nos veremos arrastrados por la corriente de la vida. Sufriremos innecesariamente.

Sufriremos intentando mantenernos anclados a algo que ya se fue y cuya pérdida nos negamos a aceptar.

La clave para lograr la paz y el equilibrio es aceptar con plenitud que todo existe, y todo pasa.

La clave reside en que nada nos venga de improvisto, porque entendemos la esencia de la vida misma.

La clave está en reducir la brecha entre lo que queremos que pase y lo que está pasando en realidad.

Cuando estés en un mal momento, sé consciente de él. Transita las emociones que experimentarás, pero no te regodees en ello, ya que cuando el sol salga tal vez te lo perderás si estás mirando al suelo sintiendo pena de ti mismo.

Cuando estés en un buen momento, disfrútalo, pero no pierdas el control ni te creas invencible, porque tal vez estarás con la mirada tan alta que no prestarás atención a las piedras del camino.

Recuerda: Esto también pasará.

Y está bien, porque la vida es eso.

La vida es cambio.

Es la única constante, y no podemos resistirnos a él si lo que queremos es vivir en armonía y plenitud.

## 15. NUNCA TE LIMITES A TI MISMO

Mi hija mayor aprendió a ir en bicicleta sin rueditas cuando tenía tres años. De hecho, no se las tuvimos que quitar siquiera, porque nunca las usó. Pasó de manera directa de una bicicleta sin pedales a una con pedales. Lo primero que pensé cuando empezó a mostrar interés por subirse a una bicicleta sin rueditas fue: «Pero si todavía es muy pequeña ¿no?». Juraría que yo tenía unos cinco o seis años cuando me las quitaron. Tal vez más.

De hecho, fueron muchas las personas de mi entorno que me dijeron exactamente lo mismo cuando se lo comenté, y no fueron pocos los que lo mencionaban también cuando la veían por la calle con su bicicleta «de mayores».

Tanto mi mujer como yo con estas cosas no somos demasiado controladores y miedosos. Si nuestra hija tiene interés en probar o hacer algo, somos los primeros en animarla a ello. Como es obvio, en un entorno de seguridad y con cuidado, pero intentamos que nuestras experiencias pasadas no influyan en nuestra hija y su realidad.

Esto es, intentamos tener mucho cuidado con las creencias limitantes. No solo las que nos ponemos a nosotros mismos, sino las que imponemos a los demás basándonos en nuestras propias experiencias.

Joder, menudo lastre son. Qué daño hacen. La cantidad de sueños que han sido destruidos y la cantidad de personas con un gran potencial que han sido castradas de modo innecesario por su culpa.

Permíteme que siga un momento con lo de la bicicleta de mi hija, porque más allá de la anécdota curiosa hay un aprendizaje bastante importante sobre lo problemáticas que pueden llegar a ser estas limitaciones que nos imponemos a nosotros mismos y a los demás. Imagina a un niño que tiene la capacidad de ir en bicicleta sin rueditas, pero por culpa de la creencia de los padres de que no puede, le ponen rueditas a pesar de que no las necesita.

Esto tiene ramificaciones importantes, porque ponerle rueditas, paradójicamente, hará que luego le cueste mucho más aprender a ir sin ellas, ya que no se sabrá equilibrar de forma correcta. Tiene las rueditas para ello, por lo que no tendrá que hacer el esfuerzo necesario, cogerá el mal vicio y luego no solo habrá que enseñarle a equilibrarse, sino que habrá que quitarle la mala práctica de depender demasiado de las ruedi-tas para ello. Doble trabajo.

Y todo esto ocurre porque unas personas ajenas (en este caso, los padres) han decidido que, según sus experiencias, juicios, creencias y limitaciones previas, su hijo no puede hacer algo. Porque ellos no pudieron, tal vez. O porque todo el mun-do les ha dicho que no se puede y ellos han aceptado esa creen-cia como una realidad. La mayoría de las veces ni siquiera se intenta cuestionar esa creencia. Se suele asumir a pies juntillas que es cierta y punto.

¿Cuántas veces te ha dicho alguien que no puedes hacer algo porque él o ella no ha podido?

¿Cuántas veces has pensado que no puedes hacer algo porque con anterioridad has cometido algún error parecido y extrapolas esos resultados a la situación actual?

¿Cuántas veces dice la gente que no se puede hacer algo porque «nadie lo ha hecho hasta ahora»?

Sobre esto último hay una anécdota muy interesante llama-da «la barrera de los diez segundos». Hace décadas se creía que era física y psicológicamente imposible correr los 100 me-tros lisos en menos de diez segundos, hasta que Carl Lewis lo logró por primera vez en 1983. Desde entonces son muchos los corredores que han bajado de los diez segundos, incluso algunos corredores universitarios lo han logrado.

¿Por qué ocurrió eso? Pues porque se rompió la creencia limitante global de que «no se puede hacer porque nadie lo ha hecho». Cuando alguien lo logra y destroza el paradigma, reti-ra de un plumazo el lastre psicológico del resto del mundo.

Otro ejemplo parecido ocurrió en el powerlifting. Se creía que nadie podía hacer un peso muerto de 500 kilos, hasta que Eddie Hall lo logró por primera vez en 2016. En mayo de 2020 Hafthor Bjornsson (La Montaña de *Juego de tronos*) levantó

501 kilos. No me cabe la menor duda de que en los próximos años habrá al menos diez atletas que también lo lograrán.

Saca papel y bolígrafo y párate a pensar en tu propia vida unos minutos. Estoy seguro de que podrás detectar y recordar varios ejemplos en los que tus creencias limitantes te boicotearon. Incluso las de los demás pudieron llegar a hacer mella en tu existencia. Apunta varios ejemplos, revisa las situaciones con detalle y hazte la promesa de que jamás volverás a dejarte llevar por ese tipo de pensamientos. Y también, y no menos importante, no trasladarás las tuyas a los demás.

Eso no significa que siempre vayas a salir victorioso o que jamás fracasarás. Para nada. Lo que significa es que no irás con el freno de mano puesto y, al menos, podrás poner toda la carne en el asador y dar lo mejor de ti. Ganes o pierdas, habrás presentado una batalla digna, y eso hará que puedas sentirte tranquilo y orgulloso de ti mismo.

Sé valiente. No te dejes amedrentar por las opiniones de los demás con tanta facilidad. En muchos casos hablan más de sus limitaciones que de las tuyas. Marco Aurelio decía con gran acierto que «nuestra alma se tiñe del color de nuestros pensamientos». También decía que «la felicidad de tu vida depende de la calidad de tus pensamientos».

Si no crees en ti mismo, ten la seguridad de que has perdido antes de empezar.

## 16. Confía en ti mismo

Hablemos un poco más de la confianza en uno mismo, porque es fundamental. A lo largo de tu vida habrá muchas personas que dudarán de ti. Tenlo por seguro. Solo te pido que hagas todo lo posible para no ser una de ellas.

El camino del crecimiento personal está lleno de gente que te cuestionará por mil razones distintas. Tal vez el hecho de que estés avanzando hacia tus objetivos y hacia la persona que quieres ser ponga de manifiesto que ellos no están haciendo nada con su vida. Tu progreso puede ser un espejo en el que se vean reflejados y no les guste lo que ven. Quizá te cuestionen porque quieren que estés bien pero nunca mejor que ellos, o porque, cuando tú cambias, en el fondo estás forzando un cambio en ellos: en la manera en la que te perciben e interactúan contigo o en las dinámicas que tenían con tu versión anterior y que ya les parecían bien. Les genera incomodidad que de pronto dejes de ser la persona con la que ellos te identifican. Que tú seas diferente implica que parte de su vida pase a ser diferente. Y a pocas personas les gustan los cambios; menos aún cuando son forzados desde fuera.

Debes estar preparado para ello. Tienes que entender que estas dinámicas ocurrirán con toda seguridad, y has de tener la mente fuerte y acorazada para que, llegado el momento, sigas el camino que te has marcado y no te dejes influenciar por las personas que, ante todo por su comodidad, quieren que sigas siendo el mismo de siempre y que no escapes de la caja mental en la que te han metido.

Esto me ha pasado varias veces a lo largo de los años, y una de ellas me marcó de manera particular.

La historia que te voy a explicar se remonta a principios de 2018, y es un claro ejemplo de que si confías en ti mismo, en tus capacidades, respondes a tu llamada interior y eres fiel a tus valores y principios, la vida puede apartarse para mostrarte el camino que debes seguir. El camino que estabas buscando.

En esa época estaban en auge los eventos presenciales, y dos compañeros del sector de la nutrición y el entrenamiento y yo decidimos organizar uno en Barcelona. Por aquel entonces llevaba ya unos meses con serias dudas sobre si la línea de divulgación que seguía con Fitness Real, centrada solo en la nutrición y el entrenamiento, aún tenía sentido.

Llevaba un tiempo aventurándome a divulgar sobre mentalidad, desarrollo personal, gestión del estrés, hábitos, descanso, uso de las redes sociales y relación con ellas, establecer prioridades, asumir responsabilidades, disciplina… Temas que hoy todo el mundo asocia con mi marca y que forman parte de esas «dosis de realidad» que se han convertido en signo distintivo de mi proyecto, pero que por aquel entonces todavía constituían un terreno del todo desconocido para mí.

No sabía si ese cambio tendría buena aceptación entre mis seguidores, pero decidí hacerle caso a mi instinto, porque todo ese campo de conocimiento inexplorado hasta entonces que se abría ante mí me apasionaba tanto como la nutrición deportiva y el entrenamiento de fuerza e hipertrofia en mis inicios.

Estábamos reunidos con los otros dos divulgadores decidiendo qué temario íbamos a tratar en la charla y cómo lo íbamos a repartir cuando uno de ellos dijo: «¿Qué os parece si yo me encargo de la nutrición y pérdida de grasa y tú (el otro divulgador) hablas de nutrición y ganancia de masa muscular? Y tú, Víctor, haz…, no sé, eso de las redes sociales o algo».

«Eso de las redes sociales o algo».

Me sentó como un tiro. Desconozco si fue a propósito, pero el desdén con el que lo dijo me dejó descolocado por completo. El tono que usó fue como si me hubiera dicho :«Tú habla de esas chorradas que te gustan a ti. Nosotros nos encargamos de lo que importa de verdad». Me sentí como un telonero. Y no solo eso, sino que me dio la sensación de que ellos, a cierto nivel, también lo pensaban. Estuve dudando en serio si mi parte tenía sentido. Si mi presencia en ese evento era relevante o no.

Pero ¿sabes qué hice? Pues hablé de las «redes sociales o algo».

¿Y sabes qué ocurrió? Que a la gente le encantó, y el feedback que recibí al acabar el evento fue increíble. De hecho, algunos me dijeron que fue la mejor parte, porque todo lo demás ya lo habían oído decenas de veces y lo mío fue una auténtica novedad muy necesaria. Ese día me convencí de que seguir por ese camino era la decisión adecuada. Puedo decir que, en perspectiva, fue uno de esos momentos que marcó un antes y un después.

Sé que estoy por el buen camino.

Sé que estoy haciendo lo que resuena de verdad conmigo y que está ayudando a mucha gente.

Y sé que me siento satisfecho y pleno haciéndolo.

Si hubiera hecho caso a las personas que dudaban de mí (entre ellas, yo), quizá no me hallaría aquí ahora, este libro no existiría y estaría mucho menos realizado profesional y personalmente.

La duda y la indecisión matan más sueños que el fracaso. No lo olvides.

## 17. LA PACIENCIA TIENE RAÍCES AMARGAS, PERO FRUTOS DULCES

¿Sabes cuál es el principal error que condena el progreso de la mayoría de las personas? Las prisas.

Querer hacer demasiado en muy poco tiempo. Creer que es necesario empezar haciendo todo lo posible. Intentar meter mano a todo lo que quieren mejorar en su vida e intentar hacerlo a la perfección de la noche a la mañana.

Y eso, por desgracia, tiene un índice de éxito minúsculo.

Casi nadie puede mantener unos cambios de ese calibre a largo plazo, y por eso casi todo el mundo da dos pasos hacia delante para acabar dando tres o cuatro hacia atrás.

Cada acción genera unos resultados, pero ¿qué crees que pasará si no eres capaz de mantener esa acción a lo largo del tiempo y vuelves a lo que hacías antes? Pues que estarás como al principio. No olvides que tu estado anterior era el resultado de tus acciones anteriores.

Debido a mi trabajo lo he visto centenares de veces. Gente que pretende pasar de comer ultraprocesados, trasnochar y no moverse ni a tiros a comer comida real siempre, entrenar dos horas cada día, meditar veinte minutos cada mañana, leer una hora al día y dormir nueve horas cada noche. Eso es poco realista. No pueden mantener esos cambios, se agobian, tienen antojos, ansiedad, frustración, lo mandan todo a paseo y vuelven a las andadas.

El pan nuestro de cada día en una consulta de entrenamiento y nutrición. Por desgracia, la gente sobrestima lo que puede lograr en un mes, pero subestima lo que puede lograr en un año o una década.

¿Qué ocurriría si, en vez de eso, quitaran el foco del resultado y se centraran en los procesos y pequeños hábitos a corto plazo que deben implantar para llegar a ese objetivo? ¿Y si en vez de dirigir la mirada hacia un horizonte lejano la bajaran para centrarse en cada paso del camino? ¿Y si se focalizaran en que cada paso fuera relevante, importante y una recompensa en sí mismo?

Eso haría que el objetivo a largo plazo fuera simplemente una mera consecuencia de la ejecución correcta de estos pasos diarios. Y estarás de acuerdo en que esos pequeños pasos son mucho más manejables que la gran meta final, ¿no?

Quítate la presión de hacerlo todo perfecto y empieza a

ponerte la presión de simplemente empezar. De dar el primer paso de una vez en el camino que te lleva al sitio a donde quieres ir. Con este primer paso no llegas ya donde quieres ir, pero al menos te alejas del sitio donde te encuentras.

Y eso es más que suficiente. Eso crea inercia. Y una vez que tienes inercia… cuesta mucho pararte.

No debes saberlo todo. No has de tener todas las respuestas. Basta con que tengas clara una cosa: el siguiente paso es innegociable. Un camino de mil kilómetros empieza siempre por un único paso. No menosprecies esos pequeños pasos que mueven tu vida.

Una vez que has decidido qué quieres lograr, debes pensar en pequeño. No llega antes el que va más rápido, sino el que sabe adónde va. James Clear en su libro *Hábitos atómicos* habla de que, en vez de aplicar acciones masivas a nuestra rutina, nos debemos centrar en buscar una mejora diaria del uno por ciento.

¿Te parece poco? Al principio puede parecerlo, pero el interés compuesto de estas pequeñas mejoras a lo largo del tiempo es exponencial. Para que te hagas una idea del potencial de esta idea, piensa que si desvías un mísero grado el morro de un avión al despegar no ocurrirá nada significativo al principio, pero cada 60 millas recorridas se desviará 1 milla entera de su destino. Con la suficiente distancia, eso puede suponer acabar en un punto alejadísimo del objetivo original.

Pero, ojo, no nos pasemos de frenada, porque podemos pecar de ser demasiado conservadores al bajar las expectativas, y fracasar por el extremo opuesto. Hay un dicho muy común en el mundo del desarrollo personal y la creación de hábitos que dice así: «Adelante es adelante». Esto viene a decir que cualquier acción, por pequeña que sea, siempre será mejor que no hacer nada, y, aunque en un mundo de fantasía y arcoíris esto sería cierto por completo y puede motivar a la gente para que no se precipite y no le dé vergüenza bajar sus expectativas, en el mundo real debe haber un umbral mínimo de esfuerzo y desafío para que nos sintamos motivados y nos impliquemos en hacer algo.

Pretender leer un libro al día si no has leído nunca es absurdo, pero pensar que leer una única frase es mejor que no hacer nada, también. Desde un punto de vista técnico lo es, pero a efectos prácticos no.

Querer comer alimentos orgánicos, kilómetro 0 y ecológicos cuando te alimentas a base de pizzas y hamburguesas a diario es poco realista, pero creer que estarás mejor si te comes una hoja de lechuga, porque «adelante es adelante», también.

Querer entrenar dos horas al día cuando eres una persona sedentaria es ridículo, pero sentirte satisfecho porque has hecho una flexión y mejor eso que no hacer ninguna, también.

Espero que me estés siguiendo.

Mihaly Csikszentmihalyi, doctor en psicología y quizá la persona con el nombre más difícil de escribir y pronunciar de la historia, propuso en su libro *Fluir* la famosa teoría del flujo. En ella decía que el estado en el que nos encontramos del todo implicados en la tarea que tenemos delante y nos volcamos en ella con plenitud aparece justo en el límite entre el aburrimiento y la ansiedad. Es decir, si una tarea es demasiado sencilla o la percibimos como irrelevante dadas nuestras habilidades actuales, nos aburriremos. Si es demasiado compleja para nuestras capacidades actuales, nos desesperaremos.

Cuando una tarea está en equilibrio entre esos dos extremos y, además, se alinea con nuestro propósito más profundo, entraremos en estado de flujo. Para lograr nuestros objetivos de la mejor manera posible, no hay que pensar en la mínima dosis efectiva ni en la máxima dosis posible. Hay que pensar en la dosis que permitirá que nos involucremos en el proceso. Y esa dosis es única para cada persona. Algunas requerirán un reto mayor y otras deberán bajar el listón y empezar por algo mucho más llevadero. No pasa nada, lo importante es que lo que hagas, sea lo que sea, te genere un desafío digno y lo percibas como tal. Que te sientas motivado para seguir adelante. Que busques el progreso.

Recuerda que el objetivo final debe ser una brújula que te indique el camino, pero has de centrarte en los procesos y sistemas que te llevarán a tus objetivos. No te elevas al nivel de tus objetivos, caes al nivel de tus procesos.

Piensa a largo plazo.

Planifica a medio plazo.

Actúa a corto plazo.

Establece tu objetivo y desgránalo con minuciosidad hasta que tengas una lista de tareas pequeñas que puedas aplicar a diario, pero que, llevadas a cabo con disciplina y esfuerzo día a día, te acerquen a tu meta.

Y en esas acciones empieza de forma conservadora, centrándote en una única cosa a la vez. El reto que te has propuesto ha de ser suficiente para estimularte, pero no excesivo de modo que te queme y te hunda. Afiánzalo antes de pasar al siguiente.

Sin que apenas te des cuenta, tu vida habrá dado un giro de 180 grados y estarás en la dirección que te acercará a la persona que puedes llegar a ser. La persona que quieres ser.


## 18. EL LÍMITE SIEMPRE ESTÁ MÁS LEJOS DE LO QUE CREES

Kobe Bryant fue uno de los mejores jugadores de baloncesto de la historia y una de mis grandes inspiraciones. Su ética de trabajo era legendaria incluso para los estándares de la NBA. Dedicó toda su vida a Los Ángeles Lakers y en su último partido, cuando podría haberse simplemente relajado y disfrutar del fin de su legado, mantuvo el pie en el acelerador hasta el último minuto y anotó sesenta puntos él solo.

Podría escribir decenas de anécdotas increíbles sobre él y que reflejan el tipo de persona que fue, pero hay una que cuando la escuché resonó en mí de una forma muy particular. En el año 2000 los Toronto Raptors estaban haciendo un papel increíble en la liga gracias a su estrella, Vince Carter. Todo el mundo esperaba el partido en el que Vince se las viera cara a cara con Kobe, pero, poco antes de que llegara el día, Kobe notó un dolor atroz en la espalda que le generaba espasmos severos. Se planteó desde el equipo técnico que tal vez no sería titular para el partido contra los Raptors, y eso hizo que empezaran a correr ríos de tinta insinuando que Kobe tenía miedo a plantarle cara a Carter y que intentaba encontrar una excusa para no jugar el partido.

Eso a Kobe no le hizo ni pizca de gracia, y pensar que la gente pudiera creer que intentaba escabullirse de su deber le hizo sacar fuerzas de donde no las tenía. Fue titular en el partido y, antes de empezar, sentado en el banquillo con la espalda dolorida, se dijo a sí mismo: «Hay muchos días en los que la espalda te puede doler y puedes descansar. Hoy no es uno de esos días».

Esta anécdota me recuerda a una experiencia que tuve hace varios años, cuando un par de amigos y yo decidimos subir a la Pica d'Estats, una de las montañas más altas de los Pirineos. Tiene 3.143 metros de altura y, aunque no es una montaña particularmente difícil de subir, suponía un reto interesante al que nos apetecía enfrentarnos, ya que la distancia total de la excursión no era desdeñable.

La ruta empezó con mal pie, literalmente, porque se me rompieron las botas de montaña el día anterior y me tuve que comprar unas nuevas. Cualquier persona puede entrever que estrenar botas cuando tienes por delante tres días de caminar mínimo seis horas por montaña... no es lo ideal. Como es obvio, al cabo de poco rato mis talones ya tenían unas ampollas importantes que hacían que cada paso me molestara de forma considerable. Y no hacía más que empeorar.

Debido a un fallo por nuestra parte, a la hora de preparar las cosas necesarias para la ruta, acabamos cargando demasiado las mochilas de cosas irrelevantes, lo que hizo que nuestro ritmo fuera mucho más lento de lo esperado y las jornadas se alargaran. Además, el refugio donde pasamos la primera noche estaba infestado de pulgas y me masacraron. A mis amigos no tanto, pero a mí me dejaron como un colador. Más de cincuenta picaduras. Si te ha picado alguna vez una pulga, sabes lo mucho que pueden escocer las condenadas picaduras.

Lo peor vino el segundo día. Bajando de la Pica d'Estats empecé a notar un dolor muy fuerte en el testículo derecho: oportunamente, me salió un varicocele en medio de los Pirineos, una inflamación de las venas testiculares que me producía un dolor intenso y muy muy desagradable. Era como si a cada paso me estuvieran dando una patada en la entrepierna.

Eso en medio de la montaña, a varias horas del refugio más cercano. Con ampollas criminales en los pies y los calcetines llenos de sangre. Y lleno de picaduras de pulga por todo el cuerpo que escocían una barbaridad. En mi vida me había sentido tan mal, con tanta molestia, dolor y asco a la vez. Y miedo, porque posteriormente el médico me explicó que era un varicocele, pero en ese momento lo único que sabía era que me dolían mucho mis partes nobles, y eso... no es algo que nadie quiera experimentar. Tu mente divaga y empieza a pensar en las peores causas que pueden producir ese dolor.

Llegó un punto en el que me vi tan sobrepasado por todas esas sensaciones que me senté en el suelo, del todo abatido. No sabía qué hacer, la verdad. Estaba en plena vorágine de angustia y dolor y no me veía capaz de dar un paso más. Tiré la toalla.

Y ahí, en medio de la montaña y saturado por completo, tuve mi primera experiencia con el «yo observador», del que hablaré más en detalle en el capítulo dedicado a la meditación. En ese estado tuve una especie de conversación conmigo mismo.

«Víctor, la alternativa a seguir adelante es quedarte aquí tirado. Y eso sabes a la perfección que no es una opción viable. Tienes que llegar al final, te vendrán a buscar y podrás tumbarte, estar tranquilo, curarte las heridas e ir a que te vea un médico si fuera necesario.

»El dolor que sientes está ahí y no se va a ir. Deja de luchar contra él, porque lo único que haces es empeorar la situación. Acéptalo. Acepta que cada vez que des un paso vas a notar dolor. Y no pasa nada, no te vas a morir. Duele, pero no pasa nada. El dolor está fuera, no dejes que entre dentro. Te va a acompañar hasta el final, pero no formará parte de ti.

»El miedo que sientes tampoco sirve de nada y lo sabes. Déjalo fuera. Está ahí. No luches e intentes que se vaya, pero tampoco lo avives de manera innecesaria. Cuando vayas al médico, ya verás lo que es. Hasta entonces lo que te toca hacer es crear distancia entre tú y él. Al igual que el dolor, te acompañará, pero no te guiará».

Y, en efecto, así lo hice. Me levanté y empecé a andar. Y dolía. Mucho. Pero de algún modo, no me sentía identificado con el dolor. Estaba ahí, pero el hecho de crear distancia hizo que fuera mucho más soportable. Más que si hubiera estado resistiéndome y luchando contra él a cada paso, desde luego. El miedo también seguía ahí, pero con respiraciones profundas y centrándome en el siguiente paso que tenía que dar, se desplazó a un segundo plano. Apenas podía sentirlo. Mi mente estaba en lo que estaba. En el siguiente paso. Nada más.

Y, centrándome en lo que podía controlar, llegué al refugio. Nos pasaron a buscar, recibí la atención médica necesaria y pude recuperarme sin problema. Y entendí que el límite en verdad está mucho más allá. Entendí que todo parece muy difícil hasta que se hace. Todo parece imposible hasta que está hecho.

A veces no tendrás la posibilidad de descansar.

A veces no podrás desentenderte.

A veces la opción de rendirte no será viable, porque otras personas dependen de ti.

A veces deberás mirar a los ojos a tus propias limitaciones y decirles: «Hoy no».

Y ese día descubrirás que tus verdaderos límites no están donde antes creías que estaban. Están mucho más allá, y verás que eres capaz de mucho más de lo que pensabas. Y a partir de ese momento tendrás un nuevo rasero con el que calibrarás el resto de tu vida.

Nunca sabes lo fuerte que eres hasta que ser fuerte es la única opción que te queda. La vida en ocasiones te presentará estos retos, y con toda seguridad lo primero que te saldrá es maldecirla por ponerte contra las cuerdas con desafíos para los que no estás preparado o con los que no puedes.

Pero ¿seguro que no puedes?

Muchas veces no podemos porque nos convencemos de ello sin haber presentado batalla siquiera. Nos ponemos excusas y nos las creemos para evitar realizar el esfuerzo necesario, ya que es más fácil engañarse que darlo todo. El problema es que, una vez que te pones una excusa y te la crees, sientas un precedente muy peligroso, porque cada vez te será más fácil abrir esa puerta, y más borrosa se volverá la línea entre la realidad y la historia que te explicas. Esto es en especial grave si la excusa que te pones está maquiavélicamente diseñada para justificar tu inacción buscando la compasión y simpatía de los demás a través de tu supuesta desgracia.

Séneca decía que «no hay nadie menos afortunado que el hombre a quien la adversidad olvida, pues no tiene oportunidad de ponerse a prueba», y lo redondeaba declarando que «eres desafortunado porque no has sufrido adversidad. Has pasado tu vida sin un oponente, y nadie sabrá de lo que eres capaz, ni siquiera tú».

Cuando la vida te ponga un desafío digno delante, estate agradecido. Tienes ante ti una oportunidad perfecta para saber de qué pasta estás hecho y demostrarte que incluso tú te estabas infravalorando. Qué sensación de seguridad y confianza da eso. Debes experimentarlo para entenderlo. Y solo lo podrás hacer apretando los dientes la próxima vez que la situación te supere y diciéndote a ti mismo: «Hoy no me rindo».

## 19. Agradece todo lo que tienes

En un apartado anterior he comentado que mi hija menor tiene fibrosis quística y que requiere medicación diaria de por vida. Esta medicación se llama Kreon, y no es otra cosa que enzimas digestivas para que pueda absorber los nutrientes de la comida, ya que su páncreas no las crea de forma natural. Es decir, cada vez que come, necesita que se le administren esas enzimas de forma exógena. Y no es una cantidad estandarizada, hay que modificar la cantidad de enzimas dependiendo de qué y cuánto coma. Durante meses odié con toda mi alma esta medicación. Porque representa una barrera clara para tener una vida normal. Es un recordatorio constante de la diferencia entre la vida que ha vivido mi hija mayor y la que vivirá mi hija menor. Significa un peso constante en la mente. Y un día, de repente, tuve un momento de lucidez y entendí que estaba enfocando la situación de forma equivocada. Estas enzimas pueden resultar incómodas para nosotros, pero para mi hija representan la vida. Literalmente. Durante sus primeros veinte días de vida estuvo desnutrida. Perdía peso sin parar a pesar de los esfuerzos que mi mujer y yo hacíamos a diario para darle de comer. Lloraba desconsolada todo el día, estaba raquítica, hambrienta, y a nosotros nos desesperaba verla en ese estado y no entender qué estaba ocurriendo. Cuando nos dijeron lo que tenía y empezamos a darle la medicación, ganó peso de inmediato. Esta medicación permite que mi hija esté viva. Cuando dejé de mirarme el ombligo durante un segundo, paré de quejarme por la incomodidad que me supone dársela a diario e hice esta conexión, todo cambió. Muchas veces la causa del sufrimiento no es lo que ocurre, sino la perspectiva con la que miras lo que te está sucediendo. Y esto es un claro ejemplo de ello. Ahora me siento profundamente agradecido por tener acceso a esta medicación. La alternativa… no quiero ni imaginármela.

No puedes ser del todo feliz si no agradeces y valoras lo que tienes. Punto. Esto para mí es un axioma. Es importante tomar la decisión de no dar por sentado nada de lo que disfrutamos, porque en esta vida todo es susceptible de desaparecer en cualquier momento. Esperar a que algo ya no esté para empezar a valorarlo como se merece es uno de los grandes errores que podemos cometer, y una de las mayores fuentes de remordimiento y tristeza.

El antídoto es la gratitud genuina y pura.

La gratitud también está muy vinculada a la presencia.

A vivir y a valorar el momento. Es una herramienta indispensable para que tu mente también esté en comunión con tu cuerpo. Un estado de gratitud verdadera es una carta de amor al ahora. El pasado no se puede cambiar, y el futuro no se puede predecir, pero el ahora es lo único que en realidad existe, y se debe valorar y apreciar debidamente. Luego puede ser demasiado tarde. Cualquier momento que no se agradezca ahora tiene el potencial de anclarse en el pasado en forma de arrepentimiento y lastrarnos a lo largo de nuestra vida.

El ser humano tiene varios sesgos y particularidades que le impiden desarrollarse por completo y en armonía, y tenemos que ser conscientes de ellos para poder gestionarlos de manera correcta.

Uno de ellos, por ejemplo, es el sesgo de negatividad. Es esa tendencia que tenemos todos a darle mucha más importancia a todo lo negativo que a lo positivo. Recordamos mucho más cualquier cosa negativa que nos ocurre y, a su vez, nos interesan mucho más las noticias catastrofistas y agoreras. Este sesgo cognitivo tiene mucho sentido a nivel evolutivo, y muchas personas lo usan a su favor para controlarte y retener tu atención. Los informativos, por ejemplo, siempre dan noticias alarmistas o negativas porque saben que, de ese modo, te mantendrán enganchado mucho más tiempo. Eso sí, a costa de tu paz y a cambio de una buena dosis de ansiedad, miedo y angustia. Pero a ellos les da igual.

Otro ejemplo que nos lastra muchísimo es la adaptación hedónica. ¿Alguna vez has deseado algo con mucha intensidad y has creído que en el momento en que lo lograras te sentirías feliz y satisfecho, pero cuando lo has alcanzado has tardado muy poco en volver a los niveles de satisfacción y felicidad previos a conseguir ese objetivo? Eso es la adaptación hedónica. Esa sensación de que nunca nada es suficiente, y que siempre necesitas más y más para mantener tus niveles de felicidad y satisfacción.

La gratitud y el agradecimiento son unos potentes antídotos para esas fuentes constantes de infelicidad e insatisfacción.

Déjame preguntarte algo: si no eres feliz con todo lo que tienes, ¿qué te hace creer que lo serás con todo lo que deseas? Tolstoi declaraba que su felicidad residía en que sabía apreciar lo que tenía y no desear en exceso lo que no tenía. El Dalái Lama recordaba que la raíz de todo bien crece en la tierra de la gratitud. Epicuro aconsejaba no estropear lo que tenemos deseando lo que no tenemos, ya que lo que hoy tenemos es aquello que alguna vez deseamos.

Mucha gente es consciente de la importancia de ser agradecido, pero no sabe por dónde empezar. La gratitud, como tantas otras cosas en esta vida, empieza con una decisión por tu parte. Pero una decisión firme, clara y sin el menor espacio para la duda. Decides que a partir de ahora vas a ser más agradecido y luego actúas para respetar esa decisión y ser consecuente con ella.

Tienes a tu disposición algunas herramientas interesantes, como la visualización negativa. Una vez alguien me dijo que la frase «No sabes lo que tienes hasta que lo pierdes» debería cambiarse por «Siempre supiste lo que tenías, pero no creías que pudieras perderlo». La visualización negativa te quita la venda de los ojos y te permite valorarlo y agradecerlo como se merece ahora.

Otra herramienta para potenciar al máximo la gratitud y dejar de dar por sentado todo lo bueno que tienes es el *journaling*, aunque todo esto lo veremos más adelante con más detalle. De momento, grábate a fuego que sin gratitud no puede haber plenitud. Ni paz. Ni felicidad. Ni calma. Ni satisfacción.

La gente que toma la decisión de ser agradecida y se entrega por entero a la gratitud es más feliz, más optimista, más proactiva, con mejor autoestima, mejores relaciones personales y mejor relación con ellos mismos; toman mejores decisiones y tienen un grado más elevado de satisfacción vital.

Creo que vale la pena decidir ser agradecido y poner toda la carne en el asador para honrarlo. Pero todo parte de una decisión. Una decisión que puede cambiar tu vida.

Y tú, ¿qué decidirás?

## 20. SIRVE A LOS DEMÁS

Antes, en el capítulo «No pierdas la perspectiva de tu vida», he hecho algunas suposiciones sobre ti y tu situación actual. Déjame hacer unas cuantas más sobre tus motivaciones que creo que también serán bastante acertadas. Si estás leyendo este libro, quieres algo más de la vida. Esperas algo más de ti mismo porque sabes que eres capaz de darlo. Notas un potencial latente que quieres sacar a relucir. Buscas crecer y acercarte a esa idílica mejor versión que todos anhelamos.

Todo eso es genial, pero ¿te has parado a pensar la razón verdadera por la que quieres lograrlo? Por desgracia, muchas personas buscan esa supuesta mejor versión como un ejercicio de pura vanidad y egolatría. Quieren maravillarse del supuesto estado de iluminación y virtud que alcanzan, olvidándose de lo más importante: ayudar al mundo. Tal como dijo el psiquiatra David Viscott, «el propósito de la vida es descubrir tu don. El trabajo de la vida es desarrollarlo. El significado de la vida es regalarlo».

Debe existir una llamada superior de servicio a nuestro entorno para poder desbloquear todo nuestro potencial. El desarrollo personal es un trabajo de entrega. Tal vez el mayor que existe. Empiezas construyéndote a ti mismo para acabar ofreciéndote al mundo en toda tu plenitud. Debe ser así por necesidad. Al menos yo lo veo así y mis esfuerzos para mejorar a diario van enfocados a eso.

A ser un mejor padre.

A ser un mejor marido.

Un mejor hijo.

Un mejor amigo.

Un mejor líder.

Un mejor ciudadano.

Un mejor ejemplo que seguir.

Este apartado con el que finaliza el segundo capítulo de este libro sirve solo para recordarte lo más importante de todo, y lo que le dará sentido a este viaje. Todos tus esfuerzos deben ir enfocados a que tu pequeña parcela de influencia se vea mejorada. Tu cometido debe pasar por dejar este mundo mejor de lo que lo has encontrado. No solo porque es tu responsabilidad y deber moral, sino porque dar es infinitamente más gratificante que recibir, en especial cuando das con el corazón y sin guardarte nada.

Si lo hacemos durante el tiempo suficiente, es probable que descubramos que el verdadero sentido que anula el verdadero sufrimiento se encuentra en el verdadero servicio a los demás.

El filósofo y escritor Edmund Burke dijo una vez que «lo único necesario para que el mal triunfe es que los hombres buenos no hagan nada». Como es obvio, no es lo único necesario, pero uno de los principales catalizadores de las desgracias del mundo es la ausencia de personas buenas dispuestas a hacer lo correcto.

Todo el mundo es culpable del bien que no ha hecho. Del

bien que se ha guardado dentro. El mundo necesita de manera desesperada gente que no pierda las oportunidades que se le presenten de ayudar, que vea cada situación e interacción como una oportunidad para ser amable, que sea ejemplo en su entorno y su comunidad. Atrévete a ser tú una de esas personas.

Una onza de acción vale más que una tonelada de teoría.

RALPH WALDO EMERSON

# TERCERA PARTE

# Las acciones necesarias para el cambio

Por fin llegamos al último nivel del cambio que queremos ver en nuestra vida y en nosotros: el de las acciones. El «qué». El nivel por el que todo el mundo quiere empezar, pero espero que llegados a este punto del libro entiendas a la perfección que estas acciones, aun siendo necesarias, no tienen demasiado sentido si no hay un motor detrás que te espolee para llevarlas a cabo y un marco de referencia que las contenga y les dé dirección y sentido.

El motor es tu para qué.

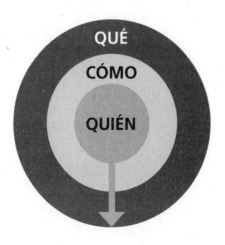

El marco de referencia es tu identidad, tus valores y tus principios.

Ya estás armado con esos requisitos, así que ahora te detallaré treinta acciones que puedes implementar de inmediato. Te aseguro que si lo haces con intensidad, diligencia, disciplina y constancia, tu vida mejorará. Tu vida cambiará de forma drástica. La mía lo hizo.

# 1. PRIORIZA

Gran parte de mi mensaje, divulgación y manera de ver la vida se asienta sobre la importancia de estructurar claramente tus prioridades y actuar en consecuencia para respetarlas. Si tienes claro eso, el resto de tu vida resultará mucho más sencillo, que no te quepa la menor duda.

Cuando las prioridades están claras, las decisiones se vuelven sorprendentemente fáciles. Los «no tengo tiempo para…», «no tengo dinero para…» y «no tengo ganas de…» tienden a reducirse mucho o incluso a desaparecer por completo. Tus acciones cobran un significado mucho más profundo, porque cada una de ellas tiene una intención y un objetivo claros. Actúas menos, pero de modo más focalizado.

Tu mejor versión tiene claras sus prioridades y trata cada día como una oportunidad para respetarlas y acercarse a sus objetivos, sean los que sean.

¿Cómo se logra eso? ¿Cómo se establecen prioridades de manera correcta?

El primer paso es la sinceridad. Determinar cuáles son tus prioridades de verdad requiere de una gran dosis de sinceridad por tu parte. Debes decirte la verdad. No lo que quieres escuchar o lo que te gustaría que fueran tus prioridades. La sinceridad empieza por tener el valor de decirte la verdad a ti mismo, que es la verdad más difícil de decir y escuchar. Pero debes hacerlo, no hay otro camino. No hay atajos.

No estás intentando quedar bien con nadie. Si no eres sincero, lo que te pasará es que quedarás mal contigo mismo. Y lo peor de todo es que lo sabrás. Para poder serte sincero y saber lo que quieres, necesitas una buena dosis de introspección, de buen diálogo interno y de conocer con exactitud los valores que rigen tu vida. Esto ya lo deberías tener claro a estas alturas, por lo que revisa la lista de valores que has elaborado con anterioridad.

Pregúntate lo siguiente:

- «¿Qué es en realidad importante para mí y en qué orden?».

- «¿Ahora mismo estoy actuando en consecuencia con eso?».

- «¿Qué actividades hacen que me aleje más de mis valores y prioridades?».

- «¿Qué acciones puedo llevar a cabo de inmediato para mejorar la situación?».

Una vez que respondas estas preguntas con sinceridad tendrás un plan de acción directo para hacer que tu vida tenga mucho más sentido y te sientas más en paz con tus decisiones y acciones.

Veamos un ejemplo: aunque no lo he incluido en este libro, el conocimiento es otro de los valores sobre los que intento construir mi vida. Si detecto que no estoy actuando en consecuencia, ya que dedico una hora cada noche a revisar las redes sociales, ver la televisión o jugar a los videojuegos, en vez de dedicarla a aprender algo nuevo, puedo actuar enseguida cambiando la actividad en la que invierto esa hora, dejando de mirar las redes sociales y leyendo un libro sobre una temática interesante.

El segundo paso es la coherencia. Cuando hayas hecho el trabajo de determinar tus prioridades, toca pasar del dicho al hecho. La acción siempre es lo más importante. Por lo tanto, lo que deberás hacer es respetar esas prioridades a toda costa. Debes tomar la decisión de no pasarlas por alto y, por ende, fallarte a ti mismo. Durante un periodo de tiempo significativo debes asegurarte de que todas las acciones que emprendas estén alineadas y sean coherentes con lo que has dicho que quieres priorizar en tu vida. Te recomiendo que, como mínimo, estés un mes en este punto.

El tercer paso es la evaluación. No puedes saber si lo que has determinado es correcto de verdad hasta que no lo implementas y evalúas los resultados. Toca hacer algunas preguntas tras este tiempo de coherencia y acción:

- «¿Mi vida ha mejorado desde que estoy respetando las prioridades establecidas?».

- «¿Estoy más en paz conmigo mismo?».

- «¿Lo que he dejado de hacer es lo que en verdad no era importante?».

- «¿Lo que he priorizado es importante de verdad?».

Si alguna de las respuestas es un «no», vuelve al paso uno y, con la información recolectada, mejora la lista de prioridades.

El cuarto paso es la adaptabilidad. Debes entender que esta lista no es para toda la vida. Hay épocas en las que el entrenamiento será una de tus prioridades más importantes, otras tu trabajo, otras tu pareja y otras, tú mismo. No pasa nada. Ocurre y lo único que hay que hacer es adaptarse a los cambios y reestablecerlas cuando sea necesario.

¿Cada cuánto tiempo hay que ir modificando la lista de prioridades? Depende, pero por lo general cuando notas que tu vida no va como quieres que vaya, te sientes intranquilo, ansioso, insatisfecho y alterado durante mucho tiempo sin una razón aparente…, suele ser indicativo claro de una crisis de prioridades.

## 2. SUMA

Todos estamos inmersos en la búsqueda de nuestra mejor versión. Algo nos impulsa a intentar mejorar día a día, para luego ofrecer al mundo los resultados de esa mejora. Pero mucha gente se queda francamente corta en el camino. De hecho, se queda a medio camino, ya que se cree que con no hacer cosas malas o negativas es suficiente.

Tengo una dosis de realidad para ti: la ausencia del mal no es un indicativo automático de la presencia del bien. Vuelve a leerlo, porque es importante.

Centrarte solo en dejar de hacer cosas negativas no es suficiente. Es un buen primer paso, por supuesto, pero no es suficiente. La persona que quiere ser buena y obrar desde la virtud debe focalizarse, también, en realizar acciones positivas.

No es suficiente con no ser un maleducado. Hay que ser educado. No es suficiente con no ser agresivo y violento. Hay que ser compasivo y generoso. No es suficiente con no malgastar el dinero y el tiempo en chorradas. Hay que hacer algo positivo con esos recursos.

Es exactamente igual que los números. Hay números positivos y números negativos; si lo único que haces es quitar lo negativo, no tendrás algo positivo: tendrás algo neutro, tendrás un cero. Aquel que solo se centre en no hacer cosas negativas será un perfecto y redondo cero.

Mejor eso que estar a la izquierda y ser una fuente de negatividad y problemas, por supuesto, pero te repito que no es suficiente. En especial si lo que queremos es afectar positivamente a nuestro alrededor y estar a la altura de la persona que podemos llegar a ser.

Para lograr eso hay que ser proactivo. Hay que hacer. Hay que sumar.

No me malinterpretes, no estoy diciendo que hay que llevar a cabo acciones revolucionarias que cambien el mundo tal como lo conocemos de la noche a la mañana o, de lo contrario, mejor no hacer nada. Esta es la mentalidad absolutista que tanto daño hace al mundo y a las personas.

Nunca olvides que las pequeñas acciones importan. Y lo hacen porque son tan pequeñas y parecen tan insignificantes que nadie las hace. Por eso es necesario que tú seas el que decida no pasarlas por alto. Aunque no lo parezca a simple vista, marcan la diferencia.

Es preocuparte por los demás en cierta medida. Decir «buenos días», «¿cómo estás?», «¿necesitas ayuda?» o «muchas gracias». Ver una injusticia y no mirar hacia el otro lado. Ayudar a una persona a la que se le ha caído algo, recogerlo y devolverlo. Dejar pasar a una persona mayor delante, porque tú no tienes tanta prisa. Aguantar la puerta para que la persona que está detrás de ti también pase.

Hay mil ejemplos que seguro que se te ocurren, que no

cuesta nada hacer, pero que, en conjunto, marcan una diferencia abismal. Una pequeña acción que para ti es insignificante puede suponer una gran diferencia en la vida de otra persona y hacer que su día mejore de forma drástica. Y esa energía positiva la trasladará, con toda seguridad, a su entorno cercano. Y tal vez ellos empiecen a transmitir más positividad.

Y todo por una pequeña acción tuya. Una acción tan pequeña que nadie la realiza, porque todo el mundo asume que no sirve para nada. Menos tú. Y con ello, has marcado la diferencia.

## 3. Da ejemplo

Desde que soy padre he entendido por completo la importancia de predicar con el ejemplo. Los niños no aprenden por lo que les dices. Aprenden por lo que te ven hacer. En caso de que no tengas hijos, te puedo asegurar que te están observando todo el rato. Son como pequeñas esponjas que absorben todo lo que tú les das, repitiéndolo después. Es precioso cuando te ves reflejado en sus comportamientos, pero también es un guantazo de realidad cuando ves que lo que no te gusta que hagan es algo que han aprendido de ti. De ti depende, en gran medida, que lo que aprendan sea positivo o negativo.

Hay una frase muy cierta que dice lo siguiente: «Tus acciones hablan tan alto que no escucho lo que dices». Y es cierto. Tus acciones demuestran quién eres. Tus palabras, quién te gustaría ser.

Todo el mundo habla. Todo el mundo tiene consejos y lecciones de vida para los demás. Pero muy pocos actúan. Muy pocos hacen. Muy pocos dan ejemplo andando el camino.

Muchas personas me han preguntado a lo largo de los años cómo podían ayudar a cambiar la alimentación o los hábitos de un ser querido que no se estaba cuidando y empezaba a pagar el precio. Otras personas traían a sus parejas a mi consulta, regalándoles unas sesiones para empezar a ponerse en forma y a mejorar su estilo de vida.

Nunca funcionaba. ¿Por qué? Porque no puedes hacer cambiar a nadie que no quiere cambiar. Es imposible. Da igual lo que les digas, da igual lo que hagas o lo que te enfades. Nadie cambiará hasta que no tome la decisión de hacerlo por él mismo y tenga un para qué suficientemente fuerte. Hasta entonces, la batalla está perdida.

Al menos en ese frente, porque que no puedas hacerles cambiar no significa que no puedas hacer nada. Lo que sí puedes hacer es predicar con el ejemplo, metiendo las manos en el barro para intentar construir algo digno de ser recordado. Puede parecer poco, pero te recomiendo que nunca subestimes lo mucho que puedes cambiar la mentalidad de las personas que te ven a diario en ese barro luchando por tus objetivos, tratando de ser la persona que sabes que puedes llegar a ser.

El puente más difícil de cruzar es el que separa las palabras de los hechos, y por eso la gente que lo logra es gente a la que respetamos de modo instintivo. Ver a alguien hablar sobre cómo se deberían hacer las cosas está bien para un ratito. Pero no cala hondo, porque todos sabemos que hablar es gratis.

El que habla y no hace, en el fondo, no ha invertido nada, ya que desde la grada todo el mundo lo haría mejor que el que está en el terreno de juego dejándose la piel peleando. Pero ver a alguien en silencio, dándolo todo por completo a diario, es inspirador. Sé esa persona. Créeme que tienes el potencial de recalibrar la mente de los que te están viendo, de hacerles reflexionar y que decidan dar el primer paso. No se sienten solos porque tú estás delante, marcando el camino.

Las palabras hablan al oído, pero las acciones le gritan al alma. Las personas no cambian con palabras, cambian con ejemplos.

Atrévete a ser ese ejemplo.

Atrévete a ser el cambio que quieres ver en el mundo.

Atrévete a ser hoy la persona que los demás recordarán mañana.

## 4. GESTIONA TUS EMOCIONES

¿Recuerdas que he dicho que muchos de mis referentes son ejemplos claros de autosuficiencia? Pues ahora añado que también son ejemplos de que una buena gestión emocional es una de las mejores habilidades que puedes lograr. Tanto para prosperar en la vida como para estar en paz contigo mismo.

Hay muchas cosas que se pueden decir sobre este tema, y existen centenares de libros que lo tratan en profundidad, pero sentía la necesidad de tocar este asunto y sentar unas bases, porque la mayoría de los problemas en mi vida han ocurrido por dejarme llevar demasiado por las emociones y no haber sabido gestionarlas o entenderlas de manera correcta. De ahí mi interés en mejorar en ese ámbito.

Antes que nada, entiende que si basas tu vida en tus emociones y siempre vas a remolque de estas, serás una auténtica veleta, te contradecirás constantemente, sufrirás de forma innecesaria y serás un auténtico lastre tanto para ti como para los demás. Las emociones no deben gobernar por completo tu vida.

Ojo, esto se aplica a todas las emociones. Tal vez pienses en emociones más vinculadas a la tristeza, a la agresividad o a la angustia, pero igual de peligrosa es la tristeza sin fondo que la alegría descarrilada. Para que me entiendas: es igual de malo encerrarte en casa durante dos meses mientras pones baladas tristes en bucle porque tu pareja te ha dejado, que jurar amor eterno y tatuarte el nombre de la persona a la que acabas de conocer en el pecho porque has notado una conexión mística y es «la elegida».

Un sabio dijo: «No prometas cuando estés feliz. No respondas cuando estés enfadado. No decidas cuando estés triste». Y razón no le faltaba.

Eso no significa que debas ser frío como el hielo, negar tus emociones y volverte una suerte de robot, porque debes aceptar que no tienes demasiado control sobre lo que sientes. Está claro que si tu vida está patas arriba tenderás a tener un tipo de pensamientos y emociones distintos a los que tendrías si tu vida estuviera llena de luz y propósito, pero la cabeza genera emociones y pensamientos, y tú tienes un control muy limitado sobre eso.

Por ello, cuando la gente dice cosas como «No sientas envidia o celos», te está dando un consejo bastante inútil. El proceso de sentir cosas es involuntario en gran medida, y no puedes fustigarte por haber sentido algo que no te ha gustado o que te han dicho que no debes sentir. Que aparentes no sentir emociones no quiere decir que no las sientas.

Lo que sí puedes controlar es cómo gestionas lo que sientes y cómo reaccionas ante ello. Hay que diferenciar entre hacer las cosas por emoción y hacerlas con emoción. Con la primera opción serás como un bote en medio del mar con un solo remo, dando vueltas en el sitio y a merced de la corriente. Con la segunda serás un surfista que aprovecha la corriente para montar una ola de decenas de metros.

De forma resumida, las emociones son como un niño pequeño en un coche. No puedes dejar que conduzca, pero tampoco lo puedes encerrar en el maletero.

Otro punto importante es entender que, a pesar de lo que muchas personas creen, en realidad no existen emociones negativas o positivas. Tampoco buenas o malas. Todas las emociones, a pesar de que algunas te puedan hacer sentir genial y otras como una mierda, cumplen una función y existen por una razón. Si no, no existirían. Son información, son feedback de tu cerebro sobre lo que ocurre en ti y en tu vida. Están ahí para alertarte de una necesidad no cubierta. Tu tarea es entenderlas, no intentar extirparlas.

Pero lo que debes tener claro es que aunque no existan buenas o malas emociones, sí existen buenas y malas reacciones ante las emociones. Ahí es donde nosotros podemos y debemos actuar. El problema es que muchas personas no tienen ni idea de lo que les ocurre, y se tiende a temer lo que se desconoce, por lo que una de las mejores habilidades que puedes desarrollar es aprender a identificar qué diantres sientes.

La mayoría de las personas intentan controlar en vano o gestionar algo que ni siquiera saben lo que es o por qué está ahí. A tener la habilidad de saber qué te ocurre se le llama «inteligencia emocional», y es imprescindible para una buena salud y estabilidad emocional.

Cuando entiendes lo que te ocurre, la mejor estrategia para lidiar con tus emociones, en vez de luchar contra ellas y negarlas (como suele ser la norma), es hacerles un hueco y aceptarlas. Intentar reprimir una emoción no acaba bien. Vuelve con refuerzos o reaparece en situaciones inesperadas. Si dejas de resistirte a su presencia, ganas un poco de distancia, la dejas existir sin regodearte en ella, la escuchas y la validas..., quizá te vaya mejor.

En su libro *Inteligencia emocional*, el psicólogo Daniel

Goleman dice que la atención regula la emoción, por lo que no huir de las emociones e intentar comprenderlas es el primer paso para alcanzar el equilibrio contigo mismo.

Las emociones suelen estar vinculadas a un pensamiento. Piensas algo, y eso te genera la emoción asociada con ese pensamiento, que depende mucho del juicio que tú te hayas hecho de él. Pero no olvides que ese pensamiento no tiene por qué ser cierto. Tu trabajo reside en ser crítico con los pensamientos y no creerte algo solo porque tu cabeza lo haya generado. Hay muchas cosas que tu cabeza crea y que no te sirven.

Debes aprender a valorar de manera objetiva lo que crea tu cabeza y decidir si te sirve o no. Si es cierto o no. Si te está perjudicando o no. Y actuar en consecuencia.


## 5. Medita

Si hay una práctica que tiene el potencial de mejorar tu vida de forma significativa con una inversión mínima de tiempo y dinero, esta es, sin duda, la meditación. De hecho, es gratuita y, con unos pocos minutos al día, podrás ver mejoras significativas, siempre que te comprometas a ello.

A muchos, cuando oyen la palabra «meditación» les vienen a la cabeza chacras, incienso en cantidades industriales, gente calva recitando mantras delante de una figura del Buda, viajes astrales y demás tonterías esotéricas.

No pasa nada. Yo también era uno de esos.

Que no te engañe este envoltorio de misticismo rancio que tiene hoy día, y ten en cuenta que el ser humano lleva meditando y beneficiándose de esta práctica desde hace miles de años.

La meditación sirve para calmar la mente. Ayuda a estar presente y con plena atención. Reduce el estrés, permite gestionar mejor las emociones y desvincularte de ellas en gran medida. Incluso puede permear en tu salud física, mejorando la calidad del descanso, la presión sanguínea e incluso el sistema inmune. Si el gimnasio sirve para fortalecer tu cuerpo, la meditación hace lo propio con tu mente. Es el gimnasio de tu mente. La meditación te permite aumentar el espacio que existe entre lo que ocurre y cómo reaccionas ante lo que ocurre.

La primera barrera a la hora de meditar son los prejuicios que existen al respecto, y la segunda barrera es la metodología que seguir. La mayoría de la gente no sabe cómo meditar, cree que es mucho más complejo de lo que es, y no se atreve a empezar por miedo a fracasar o no estar a la altura.

Vengo con una buena noticia y una mala. La buena es que meditar es sencillo. La mala es que no es fácil.

Y ahí va una buena noticia adicional de regalo: la meditación es difícil por las expectativas que te creas con respecto a ella y por los juicios que haces de ti mismo en el proceso. Si eres capaz de ir con una mentalidad abierta y te desprendes de todo lo que crees erróneamente que es la meditación, habrás apartado la dificultad principal con la que te enfrentarás.

Veamos una manera fantástica de empezar a integrar esta práctica en tu día a día:

1. Reserva 5-10 minutos al día para meditar y sé lo más diligente que puedas con esto. La mejor forma de experimentar los beneficios que he mencionado con anterioridad no es haciendo interminables sesiones de meditación trascendental cada 29 de febrero, sino con pequeñas dosis frecuentes de meditación. El momento para hacerlo, por cierto, es irrelevante. Hazlo cuando a ti te vaya mejor.

2. Ve a un lugar silencioso y con las menores distracciones posibles.

3. Siéntate en una posición cómoda. No hace falta que hagas la posición del loto o algo extravagante. Con sentarte en una silla es suficiente. Incluso puedes tumbarte, aunque mi recomendación es que estés erguido siempre que puedas.

4. Cierra los ojos. Puedes meditar con los ojos abiertos, pero es mucho más fácil distraerse así. En especial si eres un principiante y no tienes el hábito integrado.

Todo esto es la preparación. Ahora viene la meditación en sí. Vamos a ello:

1. Intenta dejar la mente en blanco, liberarla de pensamientos. Para conseguirlo puedes centrarte en tu respiración, en hacer un conteo ascendente o en proyectar una imagen constante en tu mente (por ejemplo, una vela, un río, una esfera...).

2. Cuando te asalte un pensamiento, simplemente date cuenta de su existencia, apártalo sin juzgarlo y vuelve a centrarte en mantener libre la mente.

3, Repite el proceso hasta que pase el tiempo que hayas destinado a la meditación.

Visto así parece muy fácil, pero no lo es. Créeme.

¿Has visto que he elegido a propósito la palabra «intenta» y no he escrito «deja tu mente en blanco»? Es por una razón. Tu mente genera pensamientos. Es su trabajo. Y cuando quieras mantenerla «en blanco» verás que tardarás unos pocos segundos en fracasar de forma estrepitosa.

Te llegarán pensamientos a la cabeza de manera constante. Algunos los detectarás enseguida y podrás apartarlos con rapidez, pero otros se meterán en tu mente y formarán una historia digna de una trilogía dirigida por Peter Jackson, hasta que te des cuenta de que estabas intentando mantener la mente en blanco y llevas rato montándote una película.

Lo importante es que, cuando esto ocurra, no te frustres. No te juzgues. No te cabrees. No te desesperes.

Es del todo normal que pase eso, en especial cuando empiezas a meditar. Sé que crees que deberías entrar en comunión con el universo la primera vez que te sientes e intentes mantener la mente callada un microsegundo, pero no ocurrirá. Acéptalo como parte del proceso.

Lo más probable es que, en ese breve periodo de tiempo que dedicas a meditar, compruebes en tus propias carnes que el tiempo es relativo, ya que esos cinco o diez minutos a los que te has comprometido te parecerán una hora. Con toda seguridad te querrás levantar, tu cabeza irá a mil por hora y empezarás a notar ciertas sensaciones, como hormigueo, un poco de tensión, incomodidad, agobio…

No pasa nada, es normal. Te lo repito una vez más: no te juzgues. Respira hondo, relájate, acepta esas sensaciones, desvincúlate de ellas, apártalas y vuelve a empezar.

Lo que acabas de leer puede parecerte un poco abrumador, pero en mi experiencia todo cambia cuando sabes qué esperar. Una vez eres consciente de que todas esas sensaciones son normales, la práctica en sí se vuelve mucho más llevadera.

Lo bueno de meditar con frecuencia es que de inmediato notarás mejoras. Esto te motivará para seguir, lo que a su vez hará que los beneficios se afiancen todavía más. Verás que tu cabeza tarda más en empezar a divagar dentro de sus sensaciones y pensamientos mientras meditas, que eres mucho más consciente de todo y eres capaz de desvincularte de ellos sin implicarte emocionalmente.

A ese fenómeno se lo conoce como el «yo observador». El yo observador es el que se encarga de observar (valga la redundancia) todo lo que ocurre, tanto a nuestro alrededor como en nosotros, pero tiene la particularidad de que no juzga ni analiza nada. Estos juicios o análisis excesivos son los que suelen crear un bucle autodestructivo del que cuesta mucho escapar.

Cuando seas capaz de crear una distancia entre lo que eres y lo que sientes, estarás actuando desde la perspectiva del yo observador. Eso te permitirá fluir mucho más y mantener la paz dentro de la práctica y, sobre todo, fuera de esta. Esa distancia serena que entrenarás en la meditación será una herramienta de la que podrás echar mano en tu día a día, y será entonces cuando seas del todo consciente del poder de esta práctica.

No te ahogarás en tus emociones, sensaciones y pensamientos.

Simplemente serás.

Simplemente estarás.

Y eso será más que suficiente.

Date la oportunidad de experimentar esta sensación, y de lo único que te arrepentirás es de no haber empezado antes.

## 6. Escribe un diario

El *journaling* es la práctica de llevar un diario y es uno de esos hábitos que han marcado una diferencia abismal en mi productividad, bienestar y felicidad. Al igual que con la meditación, ojalá hubiera empezado antes a hacerlo, y espero poder convencerte en las siguientes líneas para que no pierdas más el tiempo y empieces ya.

Escribir un diario no es algo nuevo, ya se hacía en la antigüedad. Con independencia de la época en la que vivieran, las personas más influyentes hacían *journaling* a su manera. Por algo será. Y, en efecto, hay razones de peso para hacerlo con constancia y disciplina.

Las bondades del *journaling* son muchas, y dependen en gran medida del uso que le vayas a dar. Si utilizas un diario como herramienta de expresión y reflexión, por ejemplo, te ayudará a tener claridad y enfoque en tu día a día. Hay algo especial y terapéutico en plasmar con palabras toda la maraña de pensamientos y emociones abstractas que tienes en la cabeza. Escribir te ayudará a poner orden en el desorden que tienes en la mente a medida que vayas llenando y releyendo las páginas. Ello, a su vez, te permitirá canalizar todas esas sensaciones de una forma mucho más productiva, encontrando soluciones y vías alternativas que no habías sopesado en primera instancia a los problemas que se te presentan a lo largo del camino.

Si el uso que quieres darle al diario está más enfocado a la productividad y la gestión de tareas, te permitirá trazar un plan de acción a corto, medio y largo plazo, planificar de forma estructurada, ejecutar con precisión, valorar con objetividad los resultados y rectificar o modificar cuando sea necesario.

Muchas personas no logran sus objetivos no por su falta de acción, sino de planificación. Esforzarte a diario es importante, pero hacerlo en la dirección correcta te garantizará tener más probabilidades de lograr aquello que dices que quieres alcanzar.

En mi opinión, un diario debe tener dos fases:

- Una por la mañana, en la que estableces tus objetivos principales para el día que empieza.

- Una por la noche, en la que revisas y reflexionas sobre la jornada.

En el apartado de la mañana apunta los objetivos importantes del día, en vez de llenar el diario de objetivos triviales para parecer que estás ocupado. Con tres-cinco objetivos es más que suficiente. Apúntalos en orden de relevancia, de manera que el primero que hagas sea el más importante de la jornada. Así, si queda algo pendiente de la lista, será lo más superfluo de todo lo anotado.

Por la noche, cuando todo está en calma y el día ya se acaba, toca la revisión pertinente. Es hora de evaluar qué has logrado y que podrías haber hecho mejor, entre otras cosas. No es momento de fustigarte por todo lo que no has hecho. Es un momento para hacer balance y evaluar tanto lo bueno como lo malo, ganando distancia y asentando las bases para mejorar en un futuro inmediato. Terminar el día de esta forma me ha ayudado a perfilar mi rutina y me ha servido para tener muy presente qué factores debo mejorar y qué otros debo potenciar.

También es importante hacer un ejercicio de gratitud, ya que finalizar el día siendo consciente de todo lo que debes agradecer te permitirá ir a dormir con mejor estado de ánimo, habiendo recordado todo lo bueno que tenemos y de lo que no siempre somos conscientes.

Este apartado, en mi caso, se divide en varios bloques:

- Tres cosas por las que siento gratitud

- Tres cosas que me han aportado felicidad

- Tres cosas que puedo mejorar
- Qué he logrado hoy
- Qué he aprendido hoy
- Reflexiones del día

El apartado sobre la felicidad es especialmente importante, ya que, aparte de irte a dormir recordando los buenos momentos de la jornada, te permitirá detectar patrones positivos en tu día a día. Me explico: cuando llevas tiempo escribiendo a diario varias cosas o momentos que te aportan felicidad, es muy probable que empieces a observar que algunos de ellos se repiten a menudo. Y, si eres un poco perspicaz, empezarás a intentar estructurar tu día a día para que puedas experimentar o hacer esas cosas que te aportan felicidad con la mayor frecuencia posible.

En mi caso, por ejemplo, al revisar mi diario me di cuenta de que uno de los puntos que más se repetían en el apartado sobre la felicidad era bañar a mis hijas. Por lo tanto, empecé a estructurar mis horarios para dejar libre, de forma prioritaria, la hora a la que las bañábamos. De esa manera, podía hacerlo prácticamente a diario y tenía una cosa más en mi día que sabía seguro que me iba a aportar felicidad y bienestar.

La práctica de un diario requiere muy poco tiempo. Apenas cinco minutos por la mañana y cinco-diez minutos por la noche, y los beneficios son notables. Son tantas las razones para recomendarlo que me quedaría corto si las escribiera todas. De verdad, no dejes de probarlo.

Comprométete a hacer esta práctica durante dos semanas y dime si ha cambiado algo en ti. Apuesto a que sí lo hará. Como decía Sócrates, una vida sin examen no merece la pena ser vivida. Abre tu diario y examina tu día a día.

## 7. LEVÁNTATE TEMPRANO

Madrugar me ha cambiado la vida. Una buena vida se basa en una sucesión de buenos días, y en mi experiencia pocas cosas tienen tanta importancia como la calidad de las mañanas.

Si tienes una buena mañana, es mucho más probable que tengas un buen día. Y viceversa. Si tienes una mañana de mierda, es probable que salpique al resto del día o, al menos, tendrás que gastar mucha energía en arreglar ese inicio nefasto y corregir la inercia que se haya podido crear. Energía que podrías haber gastado en otras cosas mucho más interesantes y productivas.

Desde que hice esa conexión, he blindado todo lo posible mis mañanas para que estén alineadas con mis objetivos y potencien la calidad de mis días, pero durante muchos años mis mañanas eran uno de los peores momentos, como la de infinidad de personas que no son «mañaneras».

Me levantaba siempre con el tiempo justo, con sueño, retrasando el despertador los diez minutos de rigor varias veces hasta que no tenía más remedio que levantarme a regañadientes o llegar tarde (lo cual me ocurría con más frecuencia de lo que me gustaría reconocer), estaba de mal humor debido a todo lo anterior y las personas de mi alrededor tenían que aguantar mi actitud desagradable sí o sí. ¿Te suena?

Esto se volvió especialmente grave cuando tuve a mi primera hija. La falta de tiempo, sueño y ánimo empezó a hacer mella, y las mañanas, momento que hasta entonces no era mi favorito, pasaron a ser un auténtico calvario y una fuente de conflicto con mi mujer.

Había que tomar medidas, asumir responsabilidades y establecer prioridades. Y eso hice. Mi bienestar y el de mi familia dependía de ello.

Primero entendí que levantarme con sueño, con un despertador estridente y con el tiempo justo era una receta perfecta para el desastre, por lo que decidí reservarme un rato adicional y levantarme con un poco más de tiempo. Ese rato lo pasaría solo, en silencio y sin que nadie me molestara.

No tardé mucho en ampliar ese pequeño rato personal y dedicarlo a entrenar a primera hora, ya que, debido al nacimiento de mi hija, apenas tenía tiempo durante el día para hacerlo, y por la noche estaba demasiado cansado para hacer un entrenamiento en condiciones. Por lo tanto, miré a qué hora abría mi gimnasio y decidí plantarme allí y probarlo.

La hora, por cierto, eran las seis de la mañana, y por ende me tenía que levantar a las cinco y media si quería estar allí cuando abrieran las puertas. Eso significaba, como es obvio, irse a dormir antes y priorizar el descanso: de ahí que te haya dicho que hay que establecer prioridades y respetarlas.

¿Qué prefería? ¿Irme a dormir tarde mirando una serie o el móvil, levantarme con sueño y a remolque del mundo entero, o tomar la decisión de limitar el tiempo de televisión, dormir las horas necesarias, levantarme recuperado y poder entrenar? ¿Qué era más importante para mí? ¿Ver series y publicaciones de Instagram o tener una mañana que sumara para el resto del día? No tuve que pensar mucho para saber cuál de las dos opciones de la disyuntiva elegir, la verdad.

En esa época, además, estaba escribiendo mi primer libro, por lo que aprovechaba los días que no entrenaba para hacerlo, ya que durante la jornada tenía muchas cosas entre manos que me impedían dedicar el tiempo necesario a adelantar el proyecto al ritmo requerido.

Esa práctica que empecé en 2018 se ha vuelto una parte indispensable de mi día a día, y sigo levantándome a las cinco y media cada día. Soy más productivo, empiezo el día bajo mis propias condiciones y haciendo lo que yo decido hacer. Todo son ventajas.

Por consiguiente, si eres alguien al que le faltan horas durante el día para trabajar en proyectos secundarios, en una fuente de ingresos alternativa o, simplemente, para estar al día con los estudios, madrugar y dedicar las primeras horas del día a esos objetivos puede significar un antes y un después. Lo máximo que te pasará es que deberás renunciar a las últimas horas del día para irte a dormir antes. Pero en el fondo plantéate si esas últimas horas valen de verdad la pena o son horas muertas que pasan sin que hagas nada de provecho.

Mucha gente cree que al final lo que importa son las horas disponibles, no en qué momento estén ubicadas. Es decir, levantarte dos horas antes para trabajar es lo mismo que irte a dormir dos horas más tarde para hacer el mismo trabajo. He hecho ambas y en mi opinión no es lo mismo. Ni por asomo.

Si lo que quieres hacer en esas horas es importante para ti, lo ideal es que lo hagas en un momento en el que haya las menores distracciones posibles y las menores probabilidades de que ocurra algo que te impida hacerlo. Créeme que a las seis de la mañana no hay nadie mandándote correos, llamándote o distrayéndote. Todo el mundo está dormido, no llegas tarde a ningún sitio y no tienes la cabeza en las mil cosas que deberías estar haciendo. Pocos imprevistos o distracciones pueden ocurrir, y eso es una gran ventaja si lo que quieres es hacer trabajo profundo y productivo sin que nada perturbe tu concentración.

Si lo vas dejando todo para más adelante, aumentan las probabilidades de que pasen cosas fuera de tu control que te revienten los planes: tu hijo se pone enfermo, el tren no llega, el jefe te pide que te quedes un rato más en el trabajo, unos amigos a los que hace mucho que no ves te dicen de ir a tomar algo, el cansancio del día empieza a hacer mella y el sofá cada vez tiene mejor pinta…

Nada de esto ocurre a primera hora de la mañana. En especial si has dormido lo suficiente la noche anterior, claro.

Tal vez estés pensando que por la noche, a última hora, todo el mundo también está durmiendo y puedes hacer lo mismo con la misma falta de distracciones que por la mañana. Piénsalo otra vez. Aun suponiendo que no haya distracciones por la noche (que las hay, a raudales), a última hora ya llevas mucho hecho, y eso es algo determinante.

¿Crees que es lo mismo intentar concentrarse y trabajar o estudiar en serio cuando llevas más de catorce horas despierto y ya has acumulado una cantidad de estrés y tensión importante? ¿O crees que es mejor trabajar en lo que es más importante para ti en cuanto te levantes, cuando estás fresco y tu atención y energía son plenas? Creo que la respuesta es evidente.

No digo que madrugar tanto como lo hago yo sea para todo el mundo. Si no tienes nada importante que hacer, levantarte dos o tres horas antes que todo el mundo no tiene demasiado sentido. Lo que sí digo es que para todas aquellas personas que se quejan de que no tienen tiempo a lo largo del día para hacer todo lo que dicen que quieren hacer, madrugar y dedicar esas primeras horas de la jornada a avanzar en esos objetivos puede suponer un cambio a mejor.

Y también digo que, aunque no tengas proyectos aparte, aunque tu día a día sea tranquilo y tengas un horario que te permita llegar a todo, el hecho de levantarte un rato antes para dedicarlo a ti mismo, en vez de levantarte a remolque del mundo, es algo que te beneficiará.

Pruébalo y me dices.

## 8. Descansa

Puede parecer absurdo que haya decidido dedicar un apartado de este libro a recordar al mundo que el descanso es imperativo. Debería ser obvio, ¿no? Se supone que todo el mundo sabe que dormir es importante.

Por desgracia, la situación actual respecto al descanso está tan mal que no he tenido más remedio que hacerlo. ¿Crees que tienes claro por qué hay que descansar? Sigue leyendo y tal vez te sorprendas.

Vamos con lo básico: hay que dormir unas ocho horas. Esto es un buen consejo general, pero hay que tener en cuenta que existe una variabilidad personal muy importante, y algunas personas requieren de más horas y otras, con menos tiempo, están recuperadas al cien por cien.

Esto es sobre todo patente con las personas que tienen una mutación en el gen DEC2 (un gen que ayuda a regular los ritmos circadianos) que les permite reducir de forma significativa sus necesidades de sueño sin que ello tenga un impacto negativo en su rendimiento, salud o bienestar. Estoy hablando de dormir entre cuatro y seis horas por noche y levantarse lleno de energía y dispuesto a comerse el mundo.

Es probable que no sea tu caso, ya que estas personas representan un porcentaje muy reducido de la población. Tal vez puedas apretar los dientes y aguantar un periodo corto de tiempo durmiendo muy pocas horas, en especial si lo combinas con altas dosis de cafeína para mantenerte de pie, pero tarde o temprano te pasará factura. Por lo tanto, te recomiendo que asumas que formas parte de esa mayoría de personas e intentes dormir ocho horas cada día.

Si ves que necesitas más, aumenta la cantidad. Si ves que con menos estás recuperado, respeta tus necesidades individuales. Sé muy bien que reducir las horas de descanso es muy tentador, y suele ser una de las principales estrategias que usa todo el mundo para arañar más horas al día, pero es una mala idea. Créeme.

Piensa que ocho horas al día representan un tercio de tu vida. Y es un tiempo en el que te hallas expuesto a cualquier peligro. Hoy esto no representa un problema, pero nuestra fisiología es igual que la de nuestros antepasados, y para ellos dormir sí podía suponer una amenaza muy grave para su seguridad.

Con esto quiero decir que si no fuera del todo necesario para que nuestro cuerpo funcionara a la perfección, con total seguridad no lo haríamos y se habría eliminado con el paso del tiempo.

Dormir menos de lo necesario, en especial de forma crónica, está vinculado con decenas de problemas a nivel de salud, entre los que destacan un aumento de la mortalidad por cualquier causa y de enfermedades crónicas, una reducción del bienestar general y del autocontrol, un empeoramiento de la salud cerebral, un incremento de la obesidad, la resistencia a la insulina y la inflamación sistémica.

En consecuencia, el descanso debe ser una de nuestras prioridades diarias, y antes que quitar horas de sueño a la primera de cambio deberíamos mejorar la productividad para hacer lo que tenemos que hacer de forma eficiente y retirar distracciones irrelevantes que no nos aporten nada. En general, dormir siempre será la mejor opción.

Pero, ojo, porque no es tan sencillo como descansar las horas necesarias, sino que además estas horas deben ser de calidad e, idealmente, las horas correctas.

¿Qué quiere decir «las horas correctas»? Pues que no es lo mismo dormir ocho horas, pero que sean desde las cuatro de la madrugada hasta las doce del mediodía que de once de la noche a siete de la mañana. Las horas son las mismas, pero el efecto que tienen es completamente distinto.

Es cierto que existen personas que genéticamente tienen una predisposición a ser más diurnas y otras más nocturnas. Esto se debe sobre todo a su cronotipo, que afecta sobremanera a la forma en la que el cuerpo regula los ritmos circadianos. Sin embargo, y volviendo a las probabilidades, la gran mayoría de las personas tiene un cronotipo intermedio.

Ahora vamos a hablar de la calidad del descanso, ya que de nuevo deja patente el dicho de que es mejor calidad que cantidad. Que tus horas de sueño sean profundas y reparadoras es fundamental, y para eso deberás respetar ciertos puntos a lo largo del día, no solo durante la noche.

*Mañana*

Una buena noche de descanso se empieza a gestar a primera hora de la mañana. Lo ideal es que te expongas a la luz del sol lo antes posible y durante unos diez o veinte minutos. Esto ayudará a sincronizar de modo correcto tus ritmos circadianos, haciendo que te entre sueño a la hora correcta.

También es importante que, si quieres maximizar la calidad de tu descanso, intentes estandarizar la hora en la que te levantas. Si cada día te levantas a una hora diferente, es muy probable que tu descanso se vea afectado de forma negativa.

## Día

El ejercicio físico también es importante, aunque no tiene que ser a primera hora de la mañana. La única recomendación al respecto es que si eres una persona a la que el ejercicio vigoroso le genera un aumento de actividad, lo separes todo lo posible de la hora del descanso para que no interfiera negativamente en él.

A lo largo del día también habría que ir reduciendo el consumo de estimulantes. Lo ideal para la mayor parte de las personas es dejar de consumirlos seis horas antes de irse a dormir, aunque si eres una persona muy sensible a los estimulantes tal vez sea necesario evitarlos hasta diez horas antes.

Otra cosa importante, y en la que muchos no reparan, es que seas diligente y productivo a lo largo del día. Haz tu trabajo de forma puntual y metódica. No te dejes tareas pendientes que se queden en tu cabeza y te asalten a última hora, recordándote la cantidad de cosas que deberías haber hecho.

## Noche

Ya llegada la noche lo mejor que puedes hacer si tienes problemas para dormir es cenar pronto y ligero. Las comidas tardías y abundantes tienden a dificultar el descanso.

También es interesante reducir el uso de aparatos electrónicos unas dos horas antes de dormir. La luz artificial que emiten estos dispositivos interfiere con la producción de melatonina, dificultando el descanso. Además, los estímulos visuales que generan también pueden hacer que el cerebro esté demasiado activo para conciliar el sueño.

Las horas previas a irse a la cama deberían ser tranquilas, contemplativas y pausadas. Un buen libro, un diario, un rato de meditación, luces tenues y música suave son compañeros perfectos para esas horas crepusculares.

Tener una rutina específica para la noche también puede ayudar al cuerpo a entender que llega la hora de dormir, ayudándolo a relajarse y a entrar en situación. En especial si siempre la realizamos a la misma hora. Al final esto es justo lo que hacemos los que somos padres con nuestros hijos. ¿Por qué no iba a funcionar también con nosotros?

Por último, hablemos de la habitación donde duermes. Es importante que esté lo más oscura posible y que no haya ruidos. Pon cortinas y usa tapones si tu dormitorio no cumple esas características. También debería ser una sala fresca, entre 16 y 20 grados idealmente. Las altas temperaturas afectan al descanso, y esa es la razón por la que en verano dormimos por lo general peor.

Es importante que asocies tu habitación con el descanso, por lo que es recomendable que su decoración incite al reposo, la quietud… Asimismo, debes utilizarla prácticamente en exclusiva para dormir, lo que hará que tu cerebro la vincule con él aún más.

Si sigues todos estos consejos, te garantizo que tu descanso mejorará. Y si tu descanso mejora, tu bienestar también. Tu mejor versión es una versión más descansada y recuperada, no te quepa la menor duda.

## 9. NÚTRETE

Durante más de una década mi trabajo ha consistido en asesorar nutricionalmente de forma profesional, por lo que intentar resumir todo el conocimiento sobre alimentación que he aprendido a lo largo de los años en un apartado y que, además, sea de verdad útil será complicado. De hecho, será imposible, pero lo bueno es que no tengo que explicarte todo lo que sé. Si puedo aclararte los conceptos básicos y tú, por tu parte, te comprometes a aplicarlos de manera constante en tu día a día, verás un progreso como nunca.

¿Conoces el principio de Pareto? Este principio dice que el 20 % de los factores es responsable del 80 % de los resultados, mientras que el 80 % de los factores restantes solo es responsable del 20 % de los resultados restantes. Es un principio que se repite en muchos ámbitos de la vida. La salud y la nutrición no son excepciones. En este capítulo hablaremos del 20 % de factores, en efecto, importantes a nivel nutricional para que logres el grueso de los resultados. Una vez los afiances, siéntete libre de indagar sobre el 80 % restante, pero nunca antes de tener las bases claras.

Antes que nada ten en cuenta que, si buscas un estado de salud óptimo, la calidad de los alimentos es el factor en el que debes centrarte en un inicio. La mayoría de las personas consumen una cantidad muy elevada de ultraprocesados a diario, y sus neveras y despensas están llenas de productos que no ayudan a tener un buen estado de salud. Por lo tanto, el primer paso que debes dar para mejorar tu nutrición es retirar productos muy procesados e introducir alimentos en su lugar.

No hace falta que sea de golpe. De hecho, es recomendable que no sea así si lo que buscas es un cambio de hábitos duradero. Tampoco significa que a partir de ahora jamás vayas a poder consumir ultraprocesados, pero lo que es incuestionable es que si quieres tener un buen estado de salud la mayoría de las cosas que consumas deben ser de calidad. Una dieta no se arregla con una ensalada y no se jode por una galleta. Es lo que haces la mayor parte del tiempo lo que marca la diferencia.

La cantidad de calorías es un factor crucial a la hora de modificar nuestro peso corporal. El cuerpo tiene unos requerimientos energéticos diarios, y si los superamos de forma frecuente y amplia, tendremos un superávit energético y empezaremos a ganar peso. Si no llegamos a ellos, entraremos en déficit energético y perderemos peso.

Entonces ¿por qué no empezamos calculando las calorías? Porque, si nos centramos en comer mejor, es probable que comamos lo necesario y nuestro cuerpo esté en normopeso. La gente en general come muy mal, y si se empiezan a centrar en las calorías de buenas a primeras lo más seguro es que coman menos, pero de lo malo. Y estarás de acuerdo en que ese no es un buen mensaje. Come bien, y empezarás a comer lo que tu cuerpo requiere.

¿Qué es comer bien? Dentro de lo que se llama «comida real» todas son buenas opciones, aunque hoy día la evidencia concluye que el mejor patrón nutricional es el que prioriza los alimentos vegetales e integrales. Es decir, verduras, frutas, hortalizas, tubérculos, legumbres, frutos secos y cereales integrales. Esas deberían ser las bases, y luego añadir alimentos de origen animal como carnes, pescados, mariscos, lácteos y huevos. Esto último no es obligatorio. Si prefieres excluir los productos animales, no te preocupes: se puede seguir una alimentación saludable enteramente vegetal.

¿Cuántas calorías hay que comer? De forma aproximada y para nada exacta, la mayoría de las mujeres, entre 1.600-2.500 kilocalorías diarias. Y los hombres, entre 2.000-3.000 kilocalorías diarias, dependiendo de su peso, actividad física y estado de salud. El cuerpo está diseñado para comer lo que necesita y sabe regularse a la perfección, por lo que, en condiciones normales, comiendo de forma intuitiva, acabará entrando en esos rangos. El problema es que en el contexto actual, con tanto sedentarismo, alimentos hiperpalatables y vidas estresadas hasta el infinito, es muy difícil que el cuerpo encuentre ese equilibrio. Pero si te centras en comer de manera saludable y escuchar al cuerpo en vez de comer por inercia, recuperarás esa sensibilidad a tus necesidades.

¿Cuántas veces debes comer al día? Las que prefieras y se adapten a tu estilo de vida. No hay una frecuencia de comidas óptima y no hay comidas más o menos importantes. La mayoría de las personas comerán entre tres y cinco veces al día, pero hay una alta variabilidad al respecto. Encuentra la frecuencia con la que te sientas más cómodo y seas más constante.

Por lo tanto, las bases son claras:

Come comida la mayor parte del tiempo. Céntrate en alimentos vegetales e integrales. Come las veces que se adapten a tu estilo de vida. Cocina la mayor parte de tus comidas. Ten paciencia y haz esto con constancia.

Ah, y otra cosa muy importante y que no debes olvidar nunca: la nutrición no ha sido, no es y nunca será el 70 % de los resultados. El entrenamiento es uno de los factores más importantes y es lo que veremos en el siguiente capítulo.

## 10. ENTRENA LA FUERZA

Empezar a ir al gimnasio y dejarme la piel bajo la barra ha sido uno de los factores que más ha influido a la hora de moldear la persona que soy hoy en día. El entrenamiento de fuerza, aparte de ayudarme a ganar casi 40 kilos en catorce años y pasar de pesar 48 kilos a pesar en la actualidad 85 kilos, me ha enseñado valiosas lecciones que he podido aplicar al resto de los ámbitos de mi vida, mejorándola de modo significativo.

He aprendido disciplina para establecer un objetivo y poner el trabajo necesario día tras día para lograrlo, en especial cuando no tenía ganas de hacerlo. Si intentas establecer el entrenamiento como un hábito, no tardarás mucho tiempo en entender que entrenar cuando hace buen tiempo, estás de buen humor, motivado, descansado, hace sol, hay pajaritos revoloteando de camino al gimnasio, has echado un polvo épico la noche anterior y además tienes el guapo subido es fácil, pero va a ocurrir muy pocas veces.

La mayoría de las veces vas a tener algo de sueño porque has madrugado, o un poco de pereza, o algo de agujetas, o estará lloviendo, o hará frío, calor o habrás tenido un conflicto con tu pareja. O todo eso junto. Y son esos días, en los que lo último que quieres hacer es ir, cuando en realidad tienes que apretar los dientes e ir.

Los días que más cuestan son los que más cuentan. Porque son esos días en los que aprendes algo importante acerca de ti, acerca de quién eres y de qué eres capaz, y por lo tanto alteran tu rasero de forma permanente. Esos días son cuando te demuestras a ti mismo cuánto quieres hacerlo y, en consecuencia, son los que te curten a un nivel más profundo.

El entrenamiento también me ha enseñado el valor de la constancia, porque no tardas mucho en darte cuenta de que los resultados que buscas no aparecerán de la noche a la mañana. Requieren de tiempo, ahínco, constancia y paciencia. Debes confiar que lo que haces cada día tendrá su recompensa (resultados visibles) a largo plazo. Y eso te forzará a realizar un cambio de chip y de foco. Dejarás de obsesionarte con el resultado final y empezarás a valorar cada uno de los pasos del camino. Dejarás de ver los entrenamientos como un trámite para lograr un físico y empezarás a verlos como una recompensa en sí mismos que tiene, como consecuencia inevitable, un físico del que estar satisfecho.

Ponerte debajo de una barra bien pesada te forzará a salir de tu zona de confort, a aguantar la sensación de incomodidad que te invade cuando llevas tu cuerpo al límite, a tolerar el fracaso cuando falles en los levantamientos, a probarlo otra vez hasta que lo logres y a entender que los límites están mucho más lejos de lo que creías al principio. Todas ellas lecciones que he mencionado anteriormente en el libro.

Y, además, por si eso no fuera poco, el entrenamiento de fuerza potencia la salud de una forma excepcional. Mejora los estados depresivos e incrementa la sensación de bienestar; mejora la sensibilidad a la insulina; aumenta la oxidación de ácidos grasos y permite reducir significativamente la grasa visceral; incrementa la tasa metabólica y la masa muscular; mejora la sensibilidad a la leptina; sube los niveles de la testosterona y la hormona del crecimiento; reduce el colesterol total, el LDL y los triglicéridos, además del estrés oxidativo y el estrés crónico del organismo; aumenta el HDL y la autofagia; mejora la presión arterial y la funcionalidad del cuerpo; aumenta la densidad ósea, con lo que se mejora de manera considerable la autonomía de las personas mayores; ayuda a prevenir y a superar diversos tipos de cáncer, y reduce el riesgo de mortalidad por cualquier causa.

No está mal. Nada mal. Ojalá comer aguacates orgánicos y poner semillas de chía hasta en la pasta de dientes ofreciera los mismos resultados. La realidad es que el entrenamiento de fuerza tiene tal cantidad de beneficios que si los pusiéramos todos juntos en una pastilla se convertiría en el fármaco más vendido del mundo, de largo.

Con tres entrenamientos a la semana de una hora de duración es más que suficiente para ver muy buenos resultados, y eso representa el 1,8 % de la semana. «No tener tiempo para entrenar» es el equivalente a «Mi perro se ha comido los deberes». Ponte a entrenar la fuerza. Lo agradecerás más adelante, te lo aseguro.

Antes de acabar quiero aclarar una duda frecuente. Entrenar la fuerza no significa ir al gimnasio. Se puede hacer con un material mínimo, con el peso corporal o con máquinas de gimnasio. Todas ellas son herramientas para un mismo fin. Elige las que prefieras y ponte manos a la obra.

## 11. Practica artes marciales

Hace años, cuando descubrí a Jordan Peterson, lo escuché decir en una entrevista que un hombre debería ser un verdadero monstruo y luego aprender a controlarlo. Afirmaba que un buen hombre no era alguien indefenso, sino una persona peligrosísima, pero cuya peligrosidad estaba, por voluntad propia, bajo control.

Esta es, sin duda, una afirmación muy seria. He reflexionado largo y tendido sobre ello y debo decir que estoy de acuerdo. Lo único que tal vez matizaría es la palabra «hombre», ya que creo que esto se debería aplicar a todo el mundo, con independencia del género.

Quizá al leer las frases anteriores frases te hayas puesto a la defensiva y estés pensando: «¿Cómo puede ser deseable ser una persona peligrosa?».

Déjame que me explique, porque en la actualidad existe una aversión apabullante hacia la violencia o la agresividad, y cualquier manifestación en este sentido se censura con ahínco. Ya hemos hablado sobre la existencia de una parte oscura en cada uno de nosotros. La sombra, que decía Carl Jung. Nadie se escapa de ella, y debemos aprender a integrarla para ser personas completas y alcanzar la mayor expresión de nosotros mismos. Reprimir esa parte inherente y hacer como que no existe para parecer virtuosos ante el mundo o ante nosotros mismos es un mal camino.

La violencia, la agresividad y la competitividad bien canalizadas son una fuente inmensa de poder y de progreso, pero todo eso solo se puede conseguir cuando se acepta la existencia de esas emociones. La verdadera virtud no es la ausencia de nuestra parte oscura. Es la aceptación, integración y control de ella para que nos ayude a ser personas completas.

Contéstame a las siguientes preguntas:

¿Tiene sentido que una persona que carece de dinero se vanaglorie de no malgastarlo en tonterías? No, una persona ahorradora es aquella que tiene dinero, pero decide no gastarlo en chorradas.

¿Tiene sentido que alguien se enorgullezca de que nunca le hayan puesto una multa por exceso de velocidad si su coche no es capaz de sobrepasar la velocidad máxima establecida? No, un buen conductor es el que decide respetar las normas de seguridad vial, no el que no tiene más remedio que hacerlo porque su coche no da más de sí.

¿Tiene sentido que una persona que no atrae a nadie desde el punto de vista sexual se jacte de estar reservándose para la persona adecuada? No, una persona que pueda enorgullecerse de no acostarse con cualquiera sería aquella que tenga la opción de hacerlo, pero decida reservarse voluntariamente.

Que exista la opción de hacer algo es un requisito necesario para que el hecho de no hacerlo se convierta en una virtud. Si no, se vuelve una imposición.

Por la misma regla de tres: ¿tiene sentido que una persona débil e indefensa se vanaglorie de ser alguien pacífico? No. Si no eres capaz de ser violento, no hay ninguna virtud en no serlo. Debes ser capaz de serlo, pero controlarlo de manera voluntaria.

Eso no significa que debas expresar esa violencia todo el rato e ir dándote de palos con todo el mundo (todo lo contrario), pero si no tienes la capacidad de usar la violencia cuando sea preciso, lo único que eres es alguien indefenso. Y alguien así no puede ser virtuoso ni bueno.

De hecho, alguien indefenso es alguien débil, alguien cobarde que vive asustado porque es consciente de su propia fragilidad. Es consciente de que necesita que otras personas lo vengan a salvar, ya que no puede valerse por sí mismo ni proteger a los que lo rodean, lo que es mucho más peligroso que una persona fuerte. La gente se preocupa de lo peligroso que puede ser alguien fuerte, y eso es porque no han visto nunca lo catastrófico que puede llegar a ser alguien débil.

Se requiere fuerza para ser un agente del bien. Se requiere control para canalizarlo de forma correcta.

Ahí es cuando entran las artes marciales.

He hecho artes marciales casi toda mi vida, y puedo asegurar que me han hecho mejor persona. A través de ellas aprendí conceptos como «esfuerzo», «disciplina», «valores», «compañerismo», «respeto» y «honor», y jamás los he olvidado. De hecho, he podido aplicarlos a muchos otros ámbitos de mi vida, mejorándolos de manera significativa.

Aprender artes marciales endurecerá tu cuerpo y tu mente. Potenciará tus sentidos, serás más consciente de tu entorno y estarás más alerta para detectar potenciales peligros. Que los hay, no te quepa la menor duda, y querrás estar preparado por si tienes la desgracia de toparte con uno.

Eso no significa ir de gallito por el mundo y encararte con cualquier persona que creas que te está faltando al respeto. Al contrario, las artes marciales enfocadas a la defensa personal te enseñarán a evitar peligros, a tener el aplomo y las habilidades suficientes para desescalar una situación tensa y, si al final no hay más remedio, te darán la confianza de saber que puedes valerte por ti mismo y tienes más probabilidades de poder defenderte a ti y a los tuyos. Y esa confianza y seguridad en uno mismo se perciben desde fuera.

Créeme cuando te digo que las personas que van buscando problemas son personas débiles. Buscan víctimas a las que someter, y harás bien en no parecer una, porque se percatarán y te dejarán en paz. Cuando alguien sabe defenderse y ha entrenado bajo presión para saber valerse por sí mismo, se nota. Es instintivo. Estas personas tienen un aura, un porte y una mirada diferente.

Podría seguir horas hablando de las artes marciales, porque son una de mis pasiones, pero tan solo te vuelvo a recomendar que elijas una y te apliques rigurosa y disciplinadamente. Los resultados merecen la pena. Aunque no tengas que defenderte jamás en la vida, no habrá sido una pérdida de tiempo.

## 12. ABRAZA LA SOLEDAD Y EL SILENCIO

Mucha gente le tiene auténtico pavor a la soledad, y sin duda hay un componente evolutivo en esa conducta. Durante milenios ha sido muy difícil sobrevivir estando solo, por lo que en nuestro ADN está integrado un sentimiento de pertenencia a un grupo. Somos animales sociales por causas de fuerza mayor. Por supervivencia pura y dura. Está tan arraigado en nuestros genes que muchos gurús se aprovechan de este tribalismo inherente al ser humano para maximizar su propio beneficio.

Aunque hoy en día las cosas sean muy diferentes y haya una seguridad y un bienestar que jamás han existido en toda nuestra historia, nuestro cerebro es en esencia el mismo. Tiene los mismos miedos de antaño instalados en su sistema operativo. De ahí que, incluso en la actualidad, la mayoría sienta una sensación de desagrado cuando piensa en la soledad.

Entiendo que la soledad que no eliges es aterradora. Una cosa es que te guste estar a solas por elección en algunos momentos determinados y otra muy distinta que te encuentres solo cuando no quieres.

A mí me gusta mucho estar solo. De hecho, lo necesito. Tener tiempo para mí, en silencio, es algo imperativo. Pero eso no significa que quiera estar siempre solo. Valoro mucho el tiempo con mi familia y con mis amigos. No obstante, la mayoría de las personas buscan conexiones y relaciones porque no quieren quedarse a solas con la única persona de la que no pueden escapar: ellos mismos.

Ahí creo que subyace el verdadero problema.

Cuando no te gustas o no te entiendes, necesitas la compañía de alguien que te distraiga de tu propia presencia. De tus propios pensamientos. El problema es que de esta manera, en el fondo, no eliges estar con alguien; simplemente no quieres estar solo y cualquier compañía te vale.

Hay una diferencia abismal.

Es la misma diferencia que existe entre hablar porque tienes algo que decir o hablar porque no soportas el silencio, y sientes la necesidad de llenarlo con lo que sea. ¿Lo ves? De hecho, veo una conexión directa entre la incapacidad de estar solo y la incapacidad de estar en silencio. Las personas que pecan de lo primero suelen pecar de lo segundo.

Las conversaciones para llenar el silencio suelen ser banales, superficiales e intrascendentes.

«Parece que va a refrescar, ¿no?».

«Pues ya estamos otra vez a lunes…».

«Telita el tema del COVID…, ¿eh?».

Estas tres frases son un ejemplo de lo que le dices a la persona con la que compartes veinte segundos de ascensor porque no puedes estar en silencio. Mucha gente lo justifica diciendo que es por «educación». Yo creo que educación es saludar y despedirse con amabilidad. Lo otro es incomodidad pura y dura.

Uma Thurman le decía a John Travolta lo siguiente en *Pulp Fiction*: «Sabes que has encontrado a alguien de veras especial cuando podéis cerrar la boca durante un minuto y disfrutar con comodidad del silencio juntos».

Las relaciones que existen solo para evitar estar con uno mismo tienen la misma profundidad que las charlas forzadas de ascensor. Son relaciones frágiles. Que no te llenan. Y lo sabes. Seguirás sintiendo un vacío, pero esta vez será peor porque lo sentirás estando acompañado. Y esto… es muy duro. Sentirse solo rodeado de gente no es plato de buen gusto para nadie.

Por lo tanto, te pido que te centres en aprender a estar bien solo y en silencio contigo mismo. Cuando eso ocurre, no estás solo de verdad, estás en buena compañía: la tuya propia.

Y no huyas de la soledad, ya que parafraseando a Joan Gallardo: «Huimos de la soledad como de la peste, y por eso no la conocemos. Y por eso nos da miedo. La soledad enseña cosas que no enseña nadie ni nada más».

## 13. SAL AFUERA

Un buen amigo mío siempre dice que los monstruos odian el aire libre. Y tiene razón.

Salir físicamente al exterior es imperativo. Despeja la mente, pone perspectiva los problemas, mejora el estado de ánimo, aumenta la creatividad, potencia la sensación de bienestar, te permite conectar contigo mismo y oírte pensar y, por añadidura, hace que te muevas. Todo ventajas.

El movimiento es necesario para la salud, y espero que sigas recordando lo importante que es la salud para que todo funcione de manera correcta. Pasarte el día sentado delante de una pantalla viendo todo el rato lo mismo te aletarga, te anestesia. Estamos diseñados para movernos y si no le damos esa dosis diaria al cuerpo acabaremos pagando el precio. Tanto a nivel físico como a nivel mental.

Asimismo, salir te pone en contacto con la luz del sol, en vez de pasarte todo el día mirando pantallas y luces artificiales. Eso tendrá un efecto positivo a nivel de salud, por el aumento de los niveles de vitamina D, pero también lo tendrá a nivel de descanso, ya que la exposición al sol ayuda a regular los ritmos circadianos, a dormirse cuando toca y a hacerlo de forma profunda y reparadora, tal como hemos visto en el apartado del descanso.

Mi recomendación, si puedes, es que salgas a la naturaleza. Y que además estés un rato con los pies descalzos en contacto con la tierra. Es lo que se conoce como *earthing* o *grounding*, y sus beneficios cada vez se conocen más y están mejor estudiados. Esta práctica ayuda a reducir el estrés, mejora el sistema inmunitario y, debido a que estamos en contacto directo con la tierra, los electrones del campo electromagnético del planeta tienen un efecto antiinflamatorio y antioxidante gracias a la neutralización de los radicales libres de nuestro cuerpo.

A mí me encanta la naturaleza. Intento escaparme todo lo que puedo, e incluso mi familia y yo nos mudamos a un pueblo para poder estar más cerca del entorno que creemos que es adecuado tanto para nuestro bienestar como para el de nuestras dos hijas. Por otra parte, no recuerdo un momento en el que estuviera tan en paz, tan en equilibrio y tan descansado como cuando era joven y mis amigos y yo nos íbamos de ruta varios días y dormíamos bajo las estrellas en medio de la montaña.

Otra cosa importante, y de la que no se habla demasiado, es que permite mejorar mucho los cuadros de cefaleas y niebla mental al alejar el punto focal al que dirigimos nuestra mirada. Piénsalo. Estamos todo el día con una pantalla a pocos centímetros de la cara y apenas elevamos la vista para ver más allá de nuestras propias narices, pero en realidad no estamos diseñados para mirar tantas cosas tan cerca durante tanto rato. Hemos evolucionado viviendo en entornos amplios, donde nuestra vista se perdía en el horizonte a menudo y las cosas importantes estaban más lejos que a 30 centímetros de nuestras caras. Eso lo hemos perdido, y estamos pagando las consecuencias de ello.

Pruébalo.

Sal afuera.

Vete a la naturaleza.

Baja revoluciones.

Apaga la música.

Desconecta el móvil.

Quítate los zapatos.

Simplemente estate donde tienes que estar, en silencio y disfrutando de tu mera existencia en este momento en concreto. Mira lo que estamos diseñados para mirar, escucha los sonidos que estamos preparados para oír y empápate del entorno que nos debería rodear la mayor parte del tiempo. Te garantizo que te sentirás mejor, y querrás repetir.

## 14. Modifica tu entorno

Tu entorno es importantísimo para tu desarrollo personal. No vives envasado al vacío, y eso significa que tu manera de ser, de pensar, de actuar, de hablar y de entender el mundo está influenciada en gran medida por tu entorno más cercano.

¿Conoces aquella frase que dice que «eres la media de las cinco personas con las que pasas más tiempo»? Pues es cierto.

Las malas noticias es que las cualidades negativas se pegan. Las buenas noticias es que las positivas también.

Si pasas la mayor parte del tiempo con gente negativa, triste, pesimista, quejica y reactiva acabarás siendo una persona muy similar. Si lo pasas cerca de gente proactiva, positiva, feliz, trabajadora, con ilusión y que desprenden vida, es muy probable que tú también acabes siendo así.

Por lo tanto, debes tomar cartas en el asunto para que tu entorno sea lo más beneficioso posible y potencie el cambio que quieres ver en ti y en tu vida. No puedes cambiar a las personas que te rodean, pero sí puedes cambiar las personas con las que te rodeas. Y eso significa, en ocasiones, cortar lazos con gente que no te suma o que, directamente, te resta. Con estas últimas en particular deberías ser bastante expeditivo, porque la vida es demasiado corta como para regalarla a gente que la empeora con su presencia. Eso puede conllevar tener que separarte de amigos de toda la vida, de un familiar o incluso de una pareja, pero hay que hacerlo. No hay otra. La cobardía de no dar el paso que sabes que debes dar conlleva mucha más angustia y dolor a la larga que el coraje de priorizarte ahora.

La vida no está hecha para estar rodeado de mediocres.

De esas personas que apuntan muy bajo para no fallar. Que te quieren ver bien, pero nunca mejor que ellos. Que no les puedes explicar un problema porque sabes que siempre estarán peor que tú. Que necesitan celebrar los fracasos ajenos por falta de triunfos propios. Que critican a los demás delante de ti y te critican a ti delante de los demás. Que se niegan a que crezcas y mejores porque eso pone de manifiesto que ellos no están haciendo nada de provecho con su vida. Ya hemos hablado de este tipo de personas, pero insisto porque es imperativo que mantengas la distancia a toda costa.

Recuerda que cuanto más brilles, más serán capaces de verse a ellos mismos en tu presencia. No es tu problema si no les gusta lo que ven.

No diré que es imposible crecer en un entorno negativo, pero te aseguro que es mucho más fácil hacerlo en uno próspero y enriquecedor, y lo bueno es que tienes mucha capacidad para modificarlo, aunque tal vez ahora no lo creas. Es imperativo que estés bien contigo mismo para poder tomar la decisión de dejar ir a gente que te resta; de lo contrario, siempre preferirás estar con alguien, aunque no te convenga, que solo.

Una vez que tu propia compañía te resulte grata, cortar el vínculo con los mediocres de tu vida se volverá facilísimo. Y necesario. Pensarás que por qué demonios no lo has hecho antes y has aguantado tanto.

Piensa en cada una de las personas con las que pasas más tiempo. Pregúntate con sinceridad si eres mejor por estar con ellos. O si al menos no eres peor. Piensa si cuando acabas de pasar rato con ellos sales cargado de energía o, por el contrario, te la han robado sin miramientos y parece que necesites una ducha. Pregúntate si estás con ellos por inercia y porque llevas toda la vida haciéndolo. Pregúntate qué pasaría si los conocieras hoy. ¿Tendríais la misma relación? Pregúntate si les puedes contar una buena noticia porque sabes que se alegrarán genuinamente por ti y si les puedes contar una mala noticia o un problema porque sabes que estarán a tu lado en todo momento.

¿Cómo son esas personas que conforman tu círculo más cercano? Si no te inspiran, no tienes un círculo, tienes una jaula. Piénsalo y actúa en consecuencia. No lo dejes para más adelante.

Sin embargo, cuando hablamos de entorno casi todo el mundo piensa solo en las personas que los rodean, pero el entorno físico también tiene un impacto increíble, y debemos adaptarlo para que nos ayude todo lo posible. Tu entorno físico te predispone a que vivas tu vida de una manera determinada. Eso puede ser bueno o malo, y depende por completo de ti. Tienes que preguntarte si el espacio en el que vives te está ayudando a vivir la vida tal como quieres vivirla.

Hace tiempo estuve involucrado en un proyecto con un buen amigo. Decidimos alquilar una casa para que nos sirviera de base de operaciones y en la que pudiéramos grabar todo el contenido que teníamos planificado. En la encimera de la cocina de esa casa había un bol enorme de cristal lleno de bollos, chocolatinas y galletas, a modo de obsequio de bienvenida.

Recuerdo que a lo largo del primer día de lo que iba a ser una semana de grabación todas las personas del equipo comimos tantos bollos que se quedó el bol vacío. Y era un bol muy grande.

¿Qué problema había? Pues que esos bollos estaban a la vista, del todo accesibles, y eso hizo que todos acabáramos cayendo en la comodidad y la facilidad de tan solo alargar el brazo y llevarnos uno a la boca. No estoy diciendo que comer un bollo de vez en cuando esté mal y te tengas que fustigar por ello si lo haces. Lo que te estoy diciendo es que es mucho más sencillo hacer las cosas que no quieres hacer o que sabes que no te convienen cuando te resultan muy fáciles. Lo bueno es que tienes la capacidad de modificar ese entorno para alterar de forma positiva tu conducta sin hacer grandes esfuerzos ni tirar de motivación o fuerza de voluntad.

Por ejemplo, cuando nos dimos cuenta de que el bol se había vaciado en menos de veinticuatro horas, fuimos al supermercado y compramos una cantidad ingente de fruta con la que llenamos la nevera y el susodicho bol. ¿Sabes qué estuvimos comiendo durante el siguiente día? En efecto, fruta. Nos pusimos morados de fruta porque era lo que estaba a la vista y era accesible. Además, la pusimos de forma muy presentable y visualmente apetitosa, por lo que las ganas de comerla aumentaron de modo significativo.

¿Has oído hablar de la fatiga de decisión? Es lo que ocurre cuando tu cabeza se satura al tomar decenas de decisiones intrascendentes a lo largo de la jornada, y te acaba siendo mucho más difícil elegir de manera correcta cuando se te plantea una decisión importante. Es el deterioro de nuestra capacidad para tomar buenas decisiones.

Es decir, que si te pones zancadillas constantes y gastas demasiada fuerza de voluntad en elegir de un modo correcto en asuntos irrelevantes (como por ejemplo ponerte comida basura muy accesible y decidir no comerla a pesar de la tentación), es mucho más difícil que tomes una decisión adecuada cuando en realidad importa. Por consiguiente, tu entorno debería respetar esa máxima y retirar el peso de las decisiones inútiles o intrascendentes para que te sea más fácil hacer elecciones correctas y no te fatigues en balde en el proceso.

Por ejemplo, el estudio donde trabajo está en la tercera planta de mi casa. Ahí también está toda mi librería. Por lo tanto, si estoy abajo y quiero leer será más difícil hacerlo si tengo que subir dos plantas para coger un libro. Puede parecer una tontería, pero créeme que al final de un día duro de trabajo es mucho más fácil encender la tele que levantar el culo e ir a buscar un libro. Sin embargo, si tengo uno o dos libros interesantes en el comedor, es mucho más probable que los abra en vez de coger el mando de la tele.

La fragmentación de la atención causada por los dispositivos móviles es una realidad con un sinnúmero de evidencias. El teléfono móvil es una fuente de distracciones eterna y puede dificultar mucho que completemos cualquier tarea. Entonces, te pregunto: ¿qué crees que es mejor si tu intención es trabajar de forma focalizada, tener el móvil al lado y luchar de manera constante para no mirarlo o llevarlo a otra habitación e incluso dejarlo apagado?

¿Crees que tener activadas las notificaciones y que tu teléfono reclame tu atención cada dos por tres es la mejor estrategia para estar más presente y menos distraído en general?

¿Crees que es más fácil tener la despensa llena de ultraprocesados y controlarte para no comerlos, o directamente dejarlos en las estanterías del supermercado?

¿Qué crees que te facilitará más la vida si tu intención es entrenar a primera hora de la mañana: tener la bolsa de deporte lista la noche anterior o prepararla por la mañana cuando tienes sueño y necesitas menos de media excusa para quedarte bajo las sábanas durmiendo un rato más?

De hecho, todo esto se puede aplicar a cosas tan básicas como ir a comprar. Tener la cocina llena de ultraprocesados puede sabotear una alimentación saludable, pero tal vez la causa de que tengas la despensa llena de basura es que vas a comprar con hambre, y en ese estado todos tendemos a comprar muchas más porquerías procesadas y en extremo palatables. ¿Qué crees que es mejor entonces, ir a comprar sin hambre o con hambre? ¿Qué puedes hacer al respecto?

Te podría poner decenas de ejemplos más, pero la idea que subyace es que tienes que hacer que tu entorno te facilite al máximo hacer lo que sabes que tienes que hacer, y que te quite el peso de tomar decisiones irrelevantes y en potencia fatigantes.

Por último, debes tener en consideración lo ordenado que está tu entorno, porque es algo de gran importancia. Anteriormente hemos hablado de «ordenar tu habitación» en forma de metáfora. La habitación es una representación de ti mismo, por lo que deberías centrarte en tu pequeño espacio individual, arreglar los cabos sueltos de tu vida que siembran el caos y luego, una vez que tengas tu existencia un poco en orden, tal vez puedas aventurarte en el mundo e intentar mejorarlo.

Pero la frase «ordena tu habitación» también tiene otra acepción. Una mucho más literal. Y significa que ordenes y limpies físicamente tu espacio, ya que su estado refleja cómo estás por dentro.

Tu habitación es una manifestación de tu ser.

Es una externalización de tu interior.

Una persona con un interior en paz y en orden es muy difícil que cree un entorno caótico. No digo que sea imposible, pero es la excepción. Por el contrario, una persona con un interior tormentoso transfiere ese caos a su exterior, y su entorno empieza a reflejar esas tinieblas.

Piensa en cómo está tu coche, tu habitación, tu escritorio o tu armario cuando no estás bien.

Cuando estás pasando por una etapa complicada.

Cuando el mundo parece insoportable.

Ahora compáralo con el estado en el que está todo eso

cuando tu vida se rige por la tranquilidad, la paz y la virtud. Apuesto a que no tiene nada que ver.

No digo que ese cambio sea algo consciente. Pero existe. Los platos se quedan más tiempo sucios en el fregadero, la basura se acumula, la ropa está hecha una bola en la silla, el polvo empieza a asentarse en todas las repisas…

Lo bueno de esto es que puedes revertir el orden a tu favor. Y esto es muy importante. Es decir, el hecho de estar mal por dentro tiene un efecto visible en tus espacios, pero tomar la decisión de ordenarlos (aun estando mal anímicamente) tiene un efecto positivo en tu interior. Al poner voluntariamente un poco de orden en el caos de tu exterior, logras algo de orden y paz en tu interior. Esa es la razón por la que a tantas personas les resulta terapéutico limpiar la casa. En el fondo están limpiando sus demonios.

¿Cómo te sientes cuando haces una limpieza profunda de tu casa?

Probablemente te sientes satisfecho, con cierta paz interior que viene asociada al proceso. Ese orden y limpieza exteriores se manifiestan interiormente, que no te quepa la menor duda.

Pero esto es más fácil de decir que de hacer.

El primer paso para limpiar tu espacio es darte cuenta de que está sucio. Puede parecer una tontería, pero no lo es. Mucha gente se niega a aceptar que el sitio donde pasa más tiempo o el sitio que debería servir como remanso de paz y tranquilidad, tras un largo día fuera, se halla en un estado caótico. Ello, en parte, sería lo mismo que reconocer que su interior está cayéndose a pedazos.

Hay que tener la humildad y el coraje para ver que la situación en la que vives no es la ideal. También hay que aceptar que la responsabilidad de que sea así es tuya. Y decidir tomar cartas en el asunto, también.

El orden en tu espacio es de esas pocas cosas que están dentro de tu zona de control. El orden o el desorden es una consecuencia de tu esfuerzo, de tus acciones y tus comportamientos. Por lo tanto, tienes una responsabilidad para con ello.

El segundo paso es enfrentarte al dragón. Es decir, enfrentarte al desorden y a la suciedad. Y a veces eso puede ser desalentador, porque cuando hemos descuidado demasiado tiempo el espacio no sabemos por dónde empezar. ¿Sabes cuál es la respuesta correcta? Por el principio. Por lo que tienes delante. Olvídate de todo lo que debes hacer y céntrate únicamente en lo que tienes enfrente. Y luego repite. Y así hasta que acabes con todo.

¿Sabes cómo una persona se come un elefante? Bocado a bocado. Pues esto es lo mismo.

Una vez que hayas ordenado tu espacio, sentirás paz, satisfacción y estima hacia ti mismo. Has decidido hacer algo que sabes que es positivo para ti y lo has cumplido. Eso, a su vez, potenciará la confianza en ti mismo.

Y te darás cuenta de que es mucho más fácil mantener el orden en un espacio que ponerte a ordenarlo cuando la confusión se ha adueñado de él. De la misma manera que es mejor atajar los problemas cuando son pequeños que esperar a que se vuelvan una montaña y entonces pretender escalarla.

Ordena tu habitación.

Y mantenla ordenada.

## 15. Sé puntual

La puntualidad es un signo inequívoco de respeto y disciplina. Respeto de tu tiempo y respeto del de los demás. El tiempo es el bien más preciado que tenemos, dado que es finito y nadie puede conseguir más. Además, no sabemos en realidad la cantidad de tiempo del que disponemos, y lo único que podemos hacer con el que tenemos es intentar aprovecharlo lo mejor posible. La puntualidad es algo fundamental para lograrlo.

Ser puntual demuestra que eres una persona seria, con la que se puede contar, comprometida con lo que haces. También demuestra competencia. Lo fácil es llegar tarde. Lo difícil es llegar a la hora, y tú no haces lo que es fácil. Haces lo que debes hacer. También demuestra que tienes tu vida en orden y eres capaz de hacer las cosas cuando tocan, en vez de ir a remolque de las circunstancias como le ocurre a la mayoría.

Ser puntual, además, no es solo llegar a la hora. También es saber marcharte a tiempo.

Tener la voluntad de dejar una relación que sabes que no tiene más frutos que dar. Tomar la decisión de irte de un trabajo en el que no te valoran y que te amarga la vida. Tener el coraje para cerrar una etapa y no mirar atrás.

Hace tiempo estuve implicado en un proyecto durante algo más de cinco años. Durante los primeros tres fue todo de maravilla, pero a partir de entonces se empezó a torcer. Me desgastaba mentalmente, me sentía atascado y aburrido por hacer siempre lo mismo, me quitaba tiempo familiar, me generaba un nudo en el estómago y me restaba felicidad. Mucha felicidad. Además, el ambiente de trabajo cada vez era más nocivo y no había ninguna señal de que eso fuera a mejorar en un futuro. Al contrario, las cosas cada vez estaban peor, había menos comunicación, más tensión e incomodidad.

Sabía en mi fuero interno que tenía que marcharme, pero me explicaba mil historias para justificar el permanecer allí. Me pagaban bien, era un ingrato si dejaba escapar esa oportunidad, tenía que dejar de quejarme y apechugar… Y al final hice lo peor que podría haber hecho: me quedé durante dos años más, pero mi implicación e interés en el proyecto comenzaron a menguar y todo acabó bastante mal.

Con el tiempo, y tras una reflexión profunda, me di cuenta de que había comprometido mis principios y había pagado el precio por ello. Nadie más era responsable de lo que había pasado salvo yo. Había sido impuntual conmigo mismo. No me había ido cuando en mi fuero interno sabía que debía hacerlo, y en vez de poner punto final a la relación laboral de buenas maneras y bajo mis términos, acabó mal y bajo los suyos.

Esa experiencia me enseñó una lección que no pretendo olvidar jamás: las personas que llegan a la hora y se van cuando toca tienen dignidad. Tienen amor propio. Se tienen respeto y lo obtienen de los demás. Se ahorran problemas. Y les va mejor en la vida.

Anotado.

Anótatelo tú también.

## 16. PERDONA(TE)

El perdón es un regalo que te haces a ti mismo.

A lo largo de la vida me han pasado varias cosas que, en su momento, me afectaron mucho y me dejaron cicatrices. Como a todos. Pero con el tiempo me he percatado de la capacidad extraordinariamente elevada que tengo para el enfado y el rencor. En especial cuando era más joven.

Tras un trabajo de introspección muy grande, he encontrado muchas maneras de gestionarlo y lo tengo bastante bajo control. No lo he erradicado, porque es una característica que forma parte de mí, pero lo he domado en gran medida. Y debo decir que, tras muchos años dejándome arrastrar por el rencor

y el enfado, he llegado a la siguiente conclusión sobre la que no tengo la menor duda:

---

**La capacidad de guardar rencor y la incapacidad de perdonar son inversamente proporcionales a lo satisfactoria que es tu existencia.**

---

Si tu vida es un auténtico agujero de amargura y decepción, tu capacidad para cabrearte por la más mínima chorrada se potenciará hasta el infinito, y tu predisposición para perdonar desaparecerá. Y viceversa. Si tu vida es plena, te enfadarás poco. Y cuando lo hagas, perdonarás sin guardar rencor. Porque tu vida estará llena de luz y paz. No hay sitio para rencillas y enfados innecesarios.

Cuando tenía dieciocho años mis amigos decidieron ir de Interrail por Europa. Yo me quedé en Barcelona. A raíz de las experiencias que vivieron esas semanas, se crearon unos lazos muy fuertes entre ellos, y yo me sentí excluido. Y me lo guardé.

El rencor se quedó conmigo varios años, y era algo que siempre utilizaba de munición cuando aparecía cualquier conflicto entre nosotros. No se lo decía a ellos, sin embargo. Me lo recordaba a mí mismo para aumentar mi cabreo del momento mediante el rencor que sentía por no haberme incluido en ese viaje. Te aseguro que me estaba ahogando en esa sensación de rabia y amargura.

Por extraño que parezca, en esa época mi vida estaba patas arriba. Sin trabajo, sin estudiar nada, sin hacer nada, sin pasión, intereses o proyectos. Cuando tomé la decisión de salir de ahí y mi vida mejoró, también decidí armarme de valor y de humildad para hablar del tema. Los reuní y se lo expliqué. No para echarles en cara nada ni para exigir una disculpa, sino porque necesitaba liberarme del lastre que llevaba arrastrando desde hacía años.

Al final, resultó que había habido un malentendido. Yo creía que me habían dejado de lado y ellos creían que no podía ir al viaje y por eso no me lo propusieron. Una falta de comunicación, por descontado, pero para nada una puñalada trapera como yo llevaba creyendo desde los dieciocho años.

Si lo hubiera hablado antes, me habría ahorrado mucho sufrimiento. Pero mi vida estaba tan vacía que necesitaba llenarla con algo. Con lo que fuera. Y ese «algo», en aquel momento, era rencor y enfado.

Si quieres perdonar, tienes que estar bien. No hay otra.

Y eso también se aplica al autoperdón, por descontado. De manera general, no te perdonas porque no te crees merecedor de ese perdón. Y eso solo lo puede pensar alguien que no está bien consigo mismo. Nadie que se quiera mucho y bien puede creer que no se merece el perdón, en especial si se ha comprometido a no volver a cometer ese error y ha hecho todo lo posible por arreglar lo que haya podido estropear.

Este libro es un manual para establecer un marco de referencia sólido sobre el que construir una vida que te lleve a estar bien. Tanto contigo como con los demás. Es importante que te lo tomes en serio, porque una persona llena de veneno no puede ofrecer perdón. Solo puede ofrecer eso, veneno, puesto que solo se puede ofrecer lo que se tiene.

Hasta que no atajes eso, no te sentirás en paz.

Y hasta que no tengas paz, no tendrás perdón.

Ni para ti ni para nadie.

## 17. EXPONTE A ESTRESORES

La vida que tenemos es extraordinariamente cómoda. Tenemos ropa calentita, aire acondicionado, calefacción, agua caliente en invierno, agua fría en verano, comida a todas horas, tiendas veinticuatro horas en cada esquina, servicios que te traen lo que tú desees justo a la puerta de tu domicilio, móviles con una conexión a internet cada vez más rápida, mil canales de televisión que te ofrecen una programación que ni en diez vidas podrías finalizar y a veces incluso así no sabes lo que ver...

La vida es cómoda.

Cómoda en exceso.

El problema es que muchos están demasiado acostumbrados a que todas esas comodidades estén ahí, las dan por sentadas y no sabrían qué hacer si de repente desaparecieran. Eso los vuelve débiles, frágiles y dependientes, y el primer paso para solucionar el problema es tomar conciencia de que existe. No pasa nada por agradecer las comodidades de la vida moderna y gozar de ellas, pero debes llegar a un punto en el que no tengas la menor duda de que estarías bien si las perdieras. Son lo que los estoicos llamarían «indiferentes preferidos»: cosas que si están ahí, las disfrutas, pero que si no están, tu vida seguiría adelante.

El objetivo es que puedas sentirte cómodo estando incómodo, y ese es un estado de seguridad y de confianza que pocos comprenden o han experimentado siquiera. Te animo a que trabajes en ello y veas el cambio de paradigma que experimentas en tu vida.

No esperes a que la vida te imponga restricciones y dificultades, exponte a ellas bajo tus propios términos y condiciones. Rétate a ti mismo cuando la vida sea fácil, y así podrás controlarte y prevalecer cuando la vida se vuelva difícil.

Un ejemplo claro de esto es el ayuno intermitente. La mayoría de la población está convencida de que es necesario comer cinco veces al día para tener un estado óptimo de salud, y que saltarse alguna de esas comidas puede ser dañino. Sin embargo, el cuerpo está adaptado a la perfección para resistir ayunos cortos sin que ocurra nada negativo a nivel fisiológico.

De lo contrario, nos habríamos extinguido. Así de simple.

Recuerda que la posibilidad de comer cinco veces al día es algo moderno. Nuestros antepasados no siempre tenían comida disponible, y su cuerpo tenía que resistir esos periodos sin que hubiera consecuencias catastróficas para ellos.

Comer cada dos o tres horas es un lujo, no una necesidad. El problema es que nuestra sociedad está tan expuesta a la opulencia nutricional que parece imposible estar sin comer. Es habitual oír cosas como «Si me salto una comida, me muero de hambre o me pongo de un humor terrible». Si lo piensas con frialdad, esta dependencia de un lujo moderno es una auténtica locura.

El ayuno intermitente tiene la capacidad de recalibrar esa sensación de hambre que crees inaguantable, y te demuestra en tus propias carnes que no pasa nada si no comes cada dos por tres. El cuerpo no implosiona, eres capaz de seguir adelante con tus quehaceres y alcanzas una libertad indescriptible cuando aprendes a no ser dependiente de la comida. Cuando compruebas que si no comes, no pasa nada.

El ayuno es un ejemplo, pero podemos encontrar muchos otros estresores que, bien dosificados, cumplirán la misma función: aumentar tu zona de confort y proporcionarte libertad, confianza y seguridad en ti mismo.

- Exponte al frío y al calor y te volverás más resistente, te notarás menos frágil y más empoderado.

- Exponte a la austeridad y entenderás que no necesitas tanto para ser feliz, y que si pierdes todos esos objetos y comodidades que inciden de manera directa sobre tu vanidad, estarás bien.

- Exponte a la incomunicación apagando el móvil y dejándolo en casa, y descubrirás lo dependiente que eres, pero también verás que puedes tener una vida plena sin estar mirándolo a cada rato y sin compartir con tus seguidores cada cosa que haces.

- Exponte a un entrenamiento intenso y diferente a lo que sueles hacer, y aumentará tu bienestar, tu fortaleza y tu confianza en tus capacidades físicas, y te notarás más preparado para lo que pueda ocurrir.

- Exponte a la soledad, y empezarás a entablar una relación contigo mismo. No tendrás más remedio que empezar a escucharte, entenderte y atenderte. Eso, a la larga, forjará los cimientos de una buena autoestima y hará que no necesites a nadie para estar bien. Estarás con gente porque quieres, no porque debes.

Estos son unos cuantos ejemplos, pero hay decenas más. Por norma general te diría que si detectas que eres demasiado dependiente de algo y el solo hecho de pensar en perderlo te crea un nudo en el estómago, es una señal clara de que deberías revisar la relación que tienes con ese algo e implementar un poco de restricción voluntaria.

Recuerda que no es lo mismo decidir no hacer algo por ti mismo a que la vida te lo imponga sin que tengas voz ni voto. Toma la decisión de hacer lo primero y si ocurre lo segundo estarás preparado. Recuerda: rétate a ti mismo cuando la vida sea fácil y así podrás controlarte y prevalecer cuando la vida se vuelva difícil.

## 18. Limita las redes sociales

Reconozco que tengo una relación de amor-odio con las redes sociales.

Por un lado son una herramienta con un potencial positivo incalculable, esa es una realidad innegable. Te brindan la posibilidad de conectar con miles de personas, crear comunidades, compartir mensajes, y aprender y divulgar como nunca hasta ahora.

Por otro lado, son un foco de problemas importante. Cada vez más estudios demuestran una relación directamente proporcional entre el tiempo que alguien pasa en las redes sociales y su insatisfacción personal, así como una disminución de la autoestima y un deterioro de la salud psicológica. Y es del todo normal que ocurra esto.

Piénsalo. Existe una adicción a los likes y al reconocimiento ajeno. A que te valoren extraños. A que compartan o reaccionen a tu contenido y, en el fondo, a que te quieran. O lo que tú crees que es querer. Pero es muy difícil querer de verdad a alguien que no conoces en profundidad. Y si solo enseñas una parte de ti, lo que recibes a cambio no es amor.

La gente se esfuerza mucho por enseñar lo mejor de sí y maquillarlo con filtros, pero la realidad es diferente. De la misma manera que tu canción favorita no tiene todo el rato el estribillo que tanto te gusta, en la vida no todo son puntos álgidos y felicidad a raudales.

Todo el mundo tiene momentos de dudas, tristeza, soledad, miedos, angustia y desesperación. Que no estén plasmados en las redes sociales no significa que no existan. Que no los veas no significa que no estén ahí. De hecho, las personas que necesitan mostrar con más intensidad lo perfecta que es su vida son las que más tienden a esconder.

El problema fundamental es que estás comparando tu vida, que conoces a la perfección y de la que eres del todo consciente, con sus buenos y malos momentos, con la pequeña ventana maquillada y llena de filtros a través de la cual ves el pedacito de historia que otras personas deciden enseñarte.

Es injusto. Sobre todo para ti. No te mereces esas comparaciones.

Mi primera recomendación es que actúes con contundencia en este asunto. Primero de todo asegúrate de entender que la realidad es distinta a lo que se ve por las redes. Debes interiorizarlo y que no te quede la menor sombra de duda.

La segunda recomendación es que hagas una purga de todas las cuentas que sigues y que no te aportan nada o aquellas que hacen que, cada vez que ves sus publicaciones, te sientas peor con tu propia existencia y con la vida que estás creando a tu alrededor. Tú decides a quién seguir y a quién le regalas tu tiempo y atención. Haz que valga la pena entrar en tus redes, y que cuando salgas te vayas inspirado o con algún aprendizaje nuevo.

La tercera, que te crees un horario de uso. Determina unos bloques muy específicos de tu día para revisar las redes sociales y respétalos. Los estudios observan que, de media, nos pasamos entre dos y tres horas diarias en redes sociales. Teniendo en cuenta que la mayoría de las personas no son creadoras de contenido, es un dato particularmente alarmante. Yo, aplicando los consejos que te acabo de mencionar, he podido reducir mi consumo de redes sociales a treinta minutos diarios en general, y esto, formando como forman parte de mi trabajo.

Imagina lo que puedes lograr tú con un poco de compromiso y disciplina.

La cuarta, desactivar todas las notificaciones del teléfono. Todas. Eso te permitirá estar más concentrado, ser más productivo y disfrutar del momento presente, porque uno de los efectos secundarios más comunes es la fragmentación de la atención. De hecho, las redes sociales están diseñadas para ser adictivas, y hay miles de personas especializadas en entender la psicología humana y cómo usarla a su favor para que pasemos más rato enganchados a la pantalla.

Las consecuencias son obvias y están por todos lados: miramos el móvil a cada rato, casi por impulso. Nos descubrimos con el teléfono en la mano sin saber para qué lo habíamos sacado del bolsillo. Tenemos vibraciones fantasma en el pantalón. Es más probable que salgamos de casa sin pantalón que sin móvil. Seguro que te has sentido identificado en algunos de estos puntos. O en todos. Es hora de tomar cartas en el asunto.

Si decides ser proactivo y responsable en tu uso del móvil y de las redes sociales, tendrás más tiempo para ti, que podrás dedicar a lo que de verdad es importante en tu vida y para lo que, hasta ahora, «no tenías tiempo». También aumentará tu sensación de bienestar y tu autoestima. Y todo eso lo habrás logrado tomando una pequeña gran decisión y llevándola a cabo, aumentando tu confianza y tu seguridad en que puedes hacer muchas más cosas de las que te creías capaz e incidiendo en tu calidad de vida.

Tú llevas el timón.

Tú eres el responsable.

Y todo pasa por apagar el teléfono de vez en cuando.

## 19. LEE PARA LLENAR TU MENTE

Una vez leí una cita que se me quedó grabada a fuego en la cabeza: «La persona que sabe leer y decide no hacerlo no tiene ninguna ventaja sobre la persona que no sabe leer».
Leer es importante.
Leer es imprescindible.
Leer es maravilloso.

Y te lo dice una persona que durante muchos años no leyó ni un solo libro porque no le veía sentido, le aburría y siempre encontraba otra cosa mejor que hacer. Por lo general, esa cosa acababa siendo las redes sociales o la televisión. Yo fui una persona a la que no le gustaba leer, pero que empezó poco a poco a leer lo que le gustaba hasta que finalmente sintió placer en la lectura.

Decía Will Smith en uno de sus mejores discursos hasta la fecha que una de las claves de la vida era leer, ya que siempre podías encontrar a alguien que, habiendo pasado por el mismo problema que tú, haya escrito un libro transmitiéndote todo su conocimiento para solventarlo.

Leer te permite acceder a la base de datos y conocimiento de toda la humanidad. Leer aumenta la plasticidad cerebral, reduce el estrés, mejora la concentración, el vocabulario, tu conocimiento, la imaginación y también te ayuda a aprender a ordenar mejor las ideas abstractas que tienes en la cabeza.

¿Te ha pasado alguna vez que has oído a alguien articular con las palabras exactas un pensamiento que llevabas mucho tiempo rumiando, pero que se resistía a tomar forma? Hay pocas cosas más gratificantes. Pues imagina que lo aprendes a hacer y no necesitas de nadie que lo haga por ti. Imagina que eres capaz de transformar la maraña de ideas que tienes en tu mente en frases coherentes y precisas. Pocas cosas te vuelven más formidable que la competencia verbal.

Eso se aprende leyendo mucho. Sustituye las horas de redes sociales por lecturas estimulantes y verás un cambio radical en tu vida.

Algunos consejos para leer más y mejor:

1. Lee varios libros a la vez: yo mismo leo un libro distinto de cada una de las temáticas que me interesan y los voy intercalando en función de las ganas que tenga de leer sobre una en concreto. No suelo leer más de tres libros a la vez.

2. No te preocupes por la velocidad. Mientras escribo este libro ha aparecido una corriente dentro del mundillo de la productividad tóxica que se basa en crear la necesidad a los incautos de leer un libro en una hora. Creo que es más importante leer una hora al día que leer un libro en una hora.

3. Reserva un rato de tu día para leer. Si quieres leer, tienes que convertirlo en una prioridad, hacerle un hueco en tu agenda y respetarlo. Siempre hay tiempo para leer si quieres dedicárselo. No es falta de tiempo, es falta de prioridades.

4. Siéntete libre de dejar un libro a medias si no te está gustando. A veces nos comprometemos con los libros y no somos capaces de terminarlos. Se nos atragantan, dejamos de leer por pereza y perdemos la inercia. Los libros tienen su público y su momento. He abandonado libros que, años después, me han fascinado, y viceversa. Y no pasa nada.

5. Sé curioso. Lee libros que estén fuera de tu zona de confort. Busca libros que desafíen tus ideas y tus pensa-

mientos. Explora temáticas y autores que te remuevan cosas por dentro. No te encasilles. En esas páginas es probable que acabes descubriendo pedacitos de ti mismo que desconocías.

6. Cómprate un *e-reader*. Yo también soy más de papel, pero a veces acaba siendo un poco engorroso cargar con libros, en especial si te vas de vacaciones y te quieres llevar varios a la vez. Un Kindle, por ejemplo, puede facilitarte el trabajo de llevarte decenas de libros en unos pocos gramos de peso y seguir leyendo estés donde estés.

Al final del libro tienes una lista de algunas de mis obras favoritas. En parte este libro existe gracias a las ideas y el conocimiento que he extraído de sus páginas, y espero que tú también les saques algún aprendizaje útil.

## 20. Deja de leer

Puede parecer contradictorio que te diga que dejes de leer cuando el punto anterior remarcaba la importancia de leer, pero la razón es sencilla: si buscamos el desarrollo personal, leer no debería ser el objetivo en sí mismo. Leer es un medio para lograr algo. En este caso, buscamos aprender ciertos conceptos para luego aplicarlos a nuestro día a día y mejorarlo. El problema es que mucha gente utiliza la lectura como un método encubierto de procrastinación, y acaban creyendo que leer sobre algo es sinónimo de hacer algo al respecto. Eso es del todo falso. Debes hacer algo con la información que has obtenido, y, como es obvio, esa es la parte difícil. Esa es la razón por la que tanta gente lee decenas de libros, pero sigue igual año tras año. Leer puede parecer progreso, aunque en realidad no lo sea.

Si un libro no cambia tu manera de pensar y tu comportamiento, con toda probabilidad ha sido una pérdida de tiempo. Es mejor leer un libro verdaderamente bueno varias veces, sacarle todo el jugo y aplicar cada una de las lecciones y aprendizajes que hayas extraído de él a tu vida cotidiana, que leer un libro al día pero no aprovechar nada de su contenido.

Además, una vez que hayas leído unos cuantos libros verdaderamente buenos sobre un tema te darás cuenta de que la mayoría de los libros dicen lo mismo, pero de diferentes maneras. Hace años empecé a interesarme por la filosofía estoica y me volví un lector voraz de esta temática. Cuando ya llevaba más de veinte libros leídos me percaté de que estaba leyendo justo lo mismo una vez tras otra, y lo que me faltaba era la parte complicada de verdad: coger todo ese conocimiento y esas herramientas e implementarlas en mi día a día. Me faltaba aplicar el estoicismo.

Esto, por descontado, no es algo exclusivo de esta doctrina. Pasa con cualquier tema del que quieras aprender: desarrollo personal, marketing, emprendimiento, ventas, productividad… El verdadero problema no es la falta de información, es la falta de acción. Siempre puedes aprender algo nuevo, un matiz adicional o una técnica que desconocías, pero el 20 % de la información que te dará el 80 % de los resultados se aprende rápido. Luego toca hacer algo con eso y seguir aprendiendo en función del contexto de tu situación.

De hecho, ese es uno de los objetivos principales de este libro. Que lo leas varias veces y te sirva como una verdadera herramienta de cambio y mejora. Si solo es un libro más para presumir de haber leído y que pasará a engrosar tu extensa lista de lecturas que no han cambiado ni un ápice tu vida…, ambos habremos fracasado de manera miserable en el proceso.

## 21. Ten cuidado con la pornografía

Cada vez que hablo de forma crítica sobre la pornografía, sube el pan.

Es un tema que genera mucha resistencia, en especial entre los más jóvenes, pero este libro no existe para decirte lo que quieres oír, sino lo que creo de corazón que debes escuchar. Lo que te va a ayudar a mejorar. Y avisarte de los potenciales peligros de la pornografía tiene este propósito.

Antes de empezar con este apartado, quiero dejar claras un par de cosas: no estoy en contra del sexo y no estoy en contra de la masturbación. Espero que no se me tache de mojigato y que no se haga una interpretación conservadora y puritana de mi mensaje. De hecho, este es uno de los problemas de la pornografía: no saber diferenciar entre sexo y porno. Si criticas la pornografía, mucha gente entenderá que criticas el sexo y, de manera automática, asumirá que eres un reprimido.

La pornografía es un problema para un gran número de personas. Esto es una realidad. Aunque se intente ocultar o quitarle hierro al asunto, cada vez están más claros los efectos negativos de un consumo excesivo de pornografía. Tal vez estés pensando que no tienes ningún problema con ella, y quizá estés en lo cierto. O tal vez sí lo tengas, pero todavía no has establecido una relación entre su consumo y muchas cosas negativas que ocurren en tu vida. De ser el caso, no estás solo.

Al fin y al cabo, ¿por qué deberías pensar que el porno es malo? Llevas años consumiéndolo, al igual que todos tus amigos. Existe una normalización de su consumo y, además, hay una hipersexualización de la sociedad en todos los ámbitos que desdibuja mucho los límites establecidos de antemano entre lo que era adecuado y lo que era excesivo.

Tenemos encuestas que concluyen que la primera exposición a la pornografía suele tener lugar sobre los siete u ocho años, y aunque estas primeras exposiciones tienden a ser accidentales más que buscadas, también es cierto que se establece un consumo regular a partir de los doce años aproximadamente para la mayoría de los niños. Eso significa que muchos jóvenes de veinticinco años han pasado más años de su vida consumiendo porno que sin consumirlo. Da que pensar.

Aunque soy el primero en reconocer que la evidencia actual aún no es todo lo sólida que debería, sí que tenemos varios estudios que encuentran un nexo entre el consumo de pornografía y cuadros depresivos, ansiedad, problemas de concentración, dificultad para relacionarse como es debido con otras personas, disfunción eréctil y expectativas irreales sobre el sexo. Estoy convencido que en los próximos años esta conclusión se afianzará todavía más a medida que se vayan sumando más estudios a la evidencia ya disponible.

Piensa un segundo en la oferta desmedida que hay actualmente y la facilidad de su consumo. Hoy un chico de doce años puede ver más personas practicando sexo en diez minutos que nuestros antepasados en varias vidas juntas. Y gratis. Recuerda que cuando algo es gratis, lo más probable es que el producto seas tú.

También es importante tener claros los circuitos cerebrales que refuerzas con el consumo de pornografía. Enseñas a tu cerebro a excitarse viendo a otras personas mantener relaciones sexuales. Es una diferencia significativa, ya que eso no se traslada a la capacidad que tienes de excitarte cuando estás con una persona en la vida real. Esto es algo que tener en cuenta, en especial en lo que respecta a los jóvenes, ya que su cerebro se está desarrollando y tiene más neuroplasticidad, por lo que puede cambiar su estructura y funcionamiento de forma significativa, con unos efectos negativos mayores a largo plazo.

Otra cosa que cabe comentar es la desensibilización que existe respecto al estímulo que consumes. Al principio ves porno y te genera un estímulo muy elevado. De modo paulatino, el estímulo que sientes va reduciéndose hasta que, para excitarte igual que antes, debes aumentar su intensidad. Eso suele significar ver porno cada vez más extremo, alterando de manera significativa, al igual que cualquier estímulo muy muy potente, tu circuito de la dopamina.

Este aumento de intensidad también acaba trasladándose a la oferta que existe. Si hay una categoría de humillación, estrangulamiento y similares en cada página web, es porque hay demanda de ese contenido. Creo que es una reflexión que cada persona debe hacer para sí misma: «El tipo de porno que consumo es el tipo de porno que estoy potenciando para que se grabe más. ¿Estoy en paz con mi contribución?». Debes hacer tú esa valoración.

¿Estoy diciendo que debes dejar de ver porno para siempre? Pues no. Lo que te estoy diciendo es que valores si es algo en lo que tú llevas la batuta o, al contrario, te domina por completo. Te estoy diciendo que pienses si es algo que te está aportando algo positivo o, por el contrario, está afectando negativamente a tu vida. Te pido que reflexiones si el consumo que haces se basa en tu libertad de hacerlo o en la imposibilidad de no hacerlo.

El porno es como los ultraprocesados. No pasa nada por comer de vez en cuando una galleta, e incluso puede ser una experiencia placentera, pero no puedes basar tu dieta en consumir este tipo de productos porque, si no, los problemas estarán garantizados.

Por último, te dejo con la siguiente reflexión: nunca sabes lo adicto que eres a algo hasta que pruebas a dejarlo. Y la pornografía no es una excepción. La pelota está en tu tejado ahora.


## 22. CREA UNA RUTINA Y DISEÑA TU DÍA IDEAL

Una de las mayores fuentes de angustia y estrés que existen en la actualidad es la falta de tiempo generalizada. A la gente le faltan horas en el día. Al parecer, veinticuatro no son suficientes para hacer todo lo que quieren hacer, van con prisas a todas partes, hacen las cosas a medias y, mientras están en la mitad de algo, están pensando en las otras veinte cosas que deberían hacer en ese preciso momento o que deberán hacer después.

Aquí hay que matizar varias cosas:

1.  Nunca hay tiempo para todo. Pero prácticamente siempre hay tiempo para lo más importante. El verdadero problema es que mucha gente no tiene ni idea de lo que es en realidad importante y prioritario. Si no sabes adónde vas, ningún viento te será favorable.

2.  La gran mayoría de las personas no necesitan más tiempo. Necesitan menos cosas que desvíen su atención. La cantidad de tiempo que perdemos a lo largo del día en chorradas y distracciones es apabullante. Luego vienen los lloros y las quejas, pero la realidad es que el tiempo es el bien más preciado del que disponemos y lo regalamos sin cesar en actividades y gente que no lo merece,

lo perdemos haciendo cosas que no solo no mejoran nuestro día a día, sino que lo empeoran de forma drástica. Y mucho más de lo que crees.

La ausencia de prioridades claras y la incapacidad absoluta que tenemos para mantener el foco en algo el tiempo suficiente son dos de las causas más frecuentes de insatisfacción, estrés, angustia y ansiedad.

La buena noticia es que eso se puede solucionar en gran medida con una rutina individualizada que respete las prioridades diarias y que, además, minimice las distracciones, aumentando de manera sustancial el tiempo disponible que queda para hacer las cosas que queremos o debemos hacer.

La mala noticia es que todo eso depende por entero de ti. Y eso es algo que a nadie le gusta escuchar, pero no por ello es menos cierto. La realidad es la que es, y eres tú quien decide si enfrentarse a ella con la cabeza alta o bajar la mirada y dejarte arrastrar por la corriente.

Como es obvio, no te puedo decir qué rutina debes seguir, porque cada persona necesita algo distinto y adaptado a sus objetivos, prioridades y circunstancias, pero lo que sí puedo hacer es darte unas directrices claras para que te puedas crear tu propia rutina y optimizar tu día a día.

Para empezar, te diría que la rutina que elijas debe ser simple, realista y adaptable.

No intentes optimizar y ocupar cada minuto de tu día, porque eso es algo imposible y en el fondo es una distracción más. El tiempo libre es necesario y productivo, y si crees que la solución a todos tus problemas pasa por estar las veinticuatro horas haciendo cosas (sean importantes o no, la cuestión es no parar), me temo que has caído en lo que se conoce como «productividad tóxica». Ser productivo no es hacer más. Es hacer mejor. Puedes estar diez horas al día liado con cosas y en realidad no haber hecho nada, y también puedes focalizar tres horas de trabajo diario de calidad y lograr más en una semana de lo que la mayoría logra en meses.

No debes llenar cada instante de tu vida para ver resultados y notar mejoras, lo que debes hacer es tener claras tus prioridades y respetarlas. Esto ya lo hemos visto con anterioridad en el libro, por lo que a estas alturas ya deberías ser del todo consciente de lo que es prioritario para ti. El siguiente paso es trasladarlo a tu vida cotidiana mediante una serie de acciones que te acerquen a esos objetivos.

Abre una agenda, mira las horas en las que estás despierto y bloquea todo aquello que no sea negociable: trabajo, tiempo de transporte, hacer la compra, cocinar... todo lo que no puedas delegar y tengas que hacerlo sí o sí. Una vez lo hayas hecho, verás de forma clara la cantidad de tiempo libre del que dispones y quizá te darás cuenta de que tienes más de lo que pensabas. Esas horas son las que ocupas con internet, con redes sociales, con series y con otras distracciones.

El siguiente paso es ir a tu lista de prioridades y empezar por la primera para colocarla en uno de esos espacios libres. Cuanto más pronto lo hagas, mejor. Menos probabilidades hay de que pase algo que boicotee tu agenda. Una vez lo hayas hecho, pasa a la siguiente y repite el proceso. Te repito lo que te he dicho antes para que no se te olvide: no intentes llenarte todo el tiempo libre del que dispones porque acabarás agotado y mandándolo todo al cuerno. El tiempo libre es importante, y si tienes demasiadas prioridades en la lista significa que no tienes claro qué es prioritario de verdad. Si todo es prioritario, nada lo es.

Otro punto importante es que no intentes hacer la rutina que te gustaría enseñar a los demás para que te digan lo productivo u organizado que eres. Huye de la supuesta perfección, ya que no existe. La rutina tiene que ser para ti, no la hagas intentando impresionar a nadie. Ni siquiera a ti mismo. Tampoco la blindes de tal manera que no dispongas de ningún margen de maniobra. Como ya he comentado, la vida tiene imprevistos y, si no tienes un poco de margen para reorganizar tu día, es probable que abandones por un exceso de rigidez. Ten en cuenta que siempre puedes añadir cosas a la planificación. Una vez que te asegures de que lo que tienes estructurado lo puedes llevar a cabo con constancia, pero empieza conservadoramente. Siempre tendrás tiempo para hacer más. Es mucho más fácil y satisfactorio añadir más actividades en función de tus propios términos y tras una racha de constancia que tener que plegar velas y retirar cosas al darte cuenta de que te has pasado de listo.

Te voy a poner un ejemplo de uno de mis días normales, para que veas a lo que me refiero:

5.30 horas – Me levanto.

5.30-6.00 horas – Aterrizo en el mundo, planteo los objetivos del día y me mentalizo para el entrenamiento que me toca a continuación.

6.00-7.30 horas – Entrenamiento diario.

7.30-9.00 horas – Se despiertan mis hijas y mi mujer. Desayuno, duchas, vestirse, jugar un rato e ir al colegio.

9.30-13.30 horas – Trabajo diario en bloques de 50 minutos y 10 de descanso entre ellos. Empiezo por la tarea más importante del día y voy bajando por la lista hasta lo que me dé tiempo a hacer. Si no me da tiempo a hacerlo todo, siempre quedará pendiente lo menos importante del día.

13.30-14.30 horas – Como con mi mujer, vemos una serie y a veces duermo 15 minutos después.

14.30-16.30 horas – Dedico este rato a leer, a contestar correos y comentarios de Instagram y a meditar 10-15 minutos.

16.30-19.00 horas – Vamos a buscar a mi hija mayor al colegio y pasamos la tarde toda la familia juntos. Sin teléfono, sin distracciones. Tiempo familiar diario, innegociable y de calidad.

19.00-19.30 horas – Preparamos la cena y vemos un rato la tele.

19.30-20.30 horas – Cena, pijamas, dientes, le leo un cuento a mi hija y a dormir.

20.30-22.00 horas – Tiempo personal. Hago una valoración del día, leo y me voy a dormir.

Esa rutina, que la he ido modificando cuando ha sido necesario, respeta mis prioridades, me permite trabajar lo necesario para avanzar en mis objetivos, deja tiempo para mi familia, para el descanso y para el entrenamiento.

Ahora te toca a ti.

Construye tu día perfecto y llévalo a cabo con disciplina y constancia. Verás los resultados enseguida.

## 23. Olvida la rutina y retira muletas

Tras haber hablado de la importancia de la rutina, toca hablar sobre cómo a veces es importante olvidarte de ella. ¿Contradictorio? Déjame explicarme y entenderás el motivo a la perfección.

Los seres humanos somos animales de rutinas, y tener el día estructurado en general nos suele hacer mucho bien. Sin embargo, también puede ser una trampa que acabe limitando seriamente nuestro potencial. Las rutinas demasiado estrictas e inflexibles pueden ser un auténtico problema.

Piensa en el que necesita un café cada mañana y hasta que no se lo ha tomado «no es persona». O en la que madruga para dedicar la primera media hora del día a meditar y escribir en su diario porque, si no lo hace, el día empieza mal y arrastra esa sensación durante el resto de la jornada. O en quien si no entrena por la mañana está cruzado durante todo el día y no hay quien lo aguante porque no ha hecho lo que le gusta hacer.

O en los que necesitan oír música mientras entrenan porque, de lo contrario, su entrenamiento es una auténtica mierda.

Tener ciertos rituales y estructurarte el día para hacer todo lo que sabes que te aportan está genial, pero no puede ser que todo el día se vea afectado si no lo haces. Cuando intentamos ser nuestra mejor versión, estructuramos prioridades, pero también tenemos claro que hay cosas que quedan fuera de nuestro control, y debemos estar preparados para afrontarlo con serenidad y aplomo.

¿Qué ocurre si ese día se te ha acabado el café y no puedes completar tu ritual mañanero para «ser persona»? ¿De verdad vas a darle toda esa responsabilidad al café? ¿Estás cómodo dejando que eso dicte qué tipo de persona serás a lo largo del día?

¿Qué ocurre si tu hijo se pone enfermo, tienes que estar por él durante toda la madrugada y eso te impide hacer tu entrenamiento de la mañana? ¿Vas a dejar que eso dictamine cómo será la jornada que tienes por delante?

¿Qué ocurre si te dejas los auriculares en casa o se te acaba la batería del móvil y te quedas sin música? ¿De veras piensas que te sirve ser tan dependiente de algo externo y que eso sea capaz de determinar la calidad de tus entrenamientos?

Las rutinas están genial, pero crear un aura de superstición alrededor de ellas es un grave error. Creer que las rutinas que

ATRÉVETE A SER MÁS

estableces son necesarias para que funciones a pleno rendimiento y con la actitud correcta es un síntoma de debilidad increíble. Te vuelve dependiente de algo que no puedes controlar.

No siempre todo irá como nosotros queremos, y debemos tener suficiente margen de maniobra y adaptabilidad para que eso no nos afecte. Si podemos seguir la rutina tal como está planteada, perfecto. Si no, también. Esa debe ser la mentalidad. De lo contrario, tus rituales y rutinas no existen para mejorar tu existencia, simplemente están para que tu día no se vaya al garete. Y no puedes darle ese tipo de poder a algo que está fuera de tu zona de influencia.

Tú debes decidir la actitud con la que te enfrentas al día, con independencia de si has bebido tu «café sagrado» o no. Tú estableces la persona que serás, hayas meditado o no. Tú actúas como sabes que debes actuar, hayas entrenado o no. Tú determinas la intensidad y la concentración que pones en el entrenamiento, tanto si tienes tu música como si escuchas el reguetón que ponen en el gimnasio.

Porque eso sí está dentro de tu zona de influencia. Y es ahí donde debes poner el foco. Todo lo demás es un extra.


## 24. PARA Y RESPIRA

El ritmo que seguimos día a día la mayoría de nosotros es frenético. Hemos convertido la ansiedad y el estrés en un símbolo de estatus e importancia. Lo peor de todo es que estamos tan adaptados a esta situación y está tan integrada en nosotros como si fuera lo normal que muchos incluso han perdido la habilidad de estar relajados y quietos, y tienen pánico cuando no están haciendo algo a cada segundo.

Hay una frase que me encanta, y dice así: «Pasamos demasiado tiempo haciendo lo que es urgente, y no suficiente tiempo haciendo lo que es importante». El problema es que eso ya no es cierto, y en realidad pasamos demasiado tiempo haciendo lo que es irrelevante, pero creemos que es urgente o importante porque hemos perdido la capacidad de diferenciar qué es qué.

En mi opinión esa es la razón principal por la que hay tanta gente en la actualidad que es incapaz de tomarse un descanso del ajetreo diario y gozar de la calma que eso representa. Se pasan el día haciendo cosas irrelevantes para mantenerse ocupados y, cuando llega el momento de descansar, no creen merecerlo porque en el fondo saben que no han hecho nada de provecho.

Créeme, no hay tantas cosas importantes. No hay tantas cosas urgentes. En especial si sabes organizarte y no perder el tiempo. Hay mil cosas irrelevantes que se disfrazan muy bien de importantes y urgentes.

Una vez que lo entiendes y eres capaz de ver las diferencias, la vida se tranquiliza mucho. Observas la cantidad de lastre del que puedes desprenderte para dejar mucho más espacio a todo aquello que sí vale la pena y te suma. Te das cuenta de que hasta ese momento has estado viviendo en un estado de ansiedad constante que ha permeado y afectado muchos ámbitos de tu vida. Y lo peor de todo, es que lo habías integrado como una suerte de normalidad sin percatarte.

Eso me ha pasado a mí, como es obvio. Muchas veces.

Soy una persona a la que históricamente la ansiedad le ha afectado mucho. Además, al ser autónomo, me es muy muy fácil entrar casi por inercia en una vorágine de ideas, proyectos, cursos, reuniones, charlas y actividades que han incidido varias veces mi calidad de vida de forma significativa.

Decir que sí por compromiso o porque crees que tienes que hacerlo (ya que siempre tienes que meterte en todos los fregados posibles, faltaría más) y acabar en un torbellino de estrés en el que no quieres estar y en el que sé que no necesitas estar... es angustiante. Y cuesta mucho decir «basta».

Y esto corroe tu vida. La oxida. La vuelve gris.

Un día te descubres haciendo la cena a mil revoluciones. Como si tuvieras prisa por acabar, ya que deberías estar haciendo otras cosas mucho más importantes. Pero no, no tienes nada que hacer, simplemente vas con prisa y te das cuenta de que llevas haciéndolo todo así desde hace mucho tiempo. Has adoptado la prisa como tu velocidad por defecto.

Te descubres caminando por la calle como si llegaras siempre tarde a algún sitio, respirando de forma superficial y acelerada, y con un nudo en el estómago que te impide asentar tu energía, que está demasiado alta todo el rato. Reflexionas y te das cuenta de que vas por la vida con un petardo en el culo.

Calma. De verdad, calma.

Te lo mereces. Todos nos merecemos dejar de sufrir en vano y no estar siempre a mil revoluciones por hora. Todos nos merecemos no estar en nuestra propia contra y no ser los responsables de gran parte de nuestra angustia y estrés. Cuando te notes desbordado con todos tus quehaceres diarios, pregúntate lo siguiente, respóndete con sinceridad y actúa en consecuencia:

«¿Esto que voy a hacer es urgente?». «¿Esto que voy a hacer es importante?». «¿Esto que voy a hacer es necesario?». «¿Esto que voy a hacer me hace sentir bien?».

«Si no es nada de lo anterior..., ¿por qué debo hacerlo?».

También quiero que te fijes en tu respiración a lo largo del día. Observa si es profunda y diafragmática o, por el contrario, es superficial, acelerada y localizada sobre todo en el pecho.

Son síntomas muy comunes en estados de estrés y ansiedad, y cuadran con una respiración regulada en su mayor parte por el sistema nervioso simpático, vinculado con el sistema de lucha o huida. Es decir, te percibes en peligro una y otra vez, y respiras en consonancia. Es común que tu tono de voz, si tu respiración no está asentada y tu energía no está bien arraigada, sea mucho más elevado y agudo de lo normal. Lo mismo ocurrirá con los hombros, que estarán tensos y elevados, con lo que los trapecios se contraerán y el cuello se tensará.

Cuando notes todas esas señales, párate un momento. Lo mejor que puedes hacer cuando vas por inercia y prisas por la vida y la ansiedad te está corroyendo por dentro es pararte físicamente. Siéntate con la espalda recta, relaja los músculos de la cara y los hombros y céntrate en respirar profunda y abdominalmente, no torácicamente. Céntrate en expandir las costillas hacia los lados en vez de tirar el pecho hacia delante. Inspira por la nariz durante cuatro segundos, aguanta el aire un par de segundos y exhala por la nariz durante cuatro segundos. Esto lo harás un total de diez veces.

Cuando acabes, notarás que estás más presente, calmado y tranquilo. Hazlo todas las veces que necesites y que te encuentres en la situación detallada al principio.

## 25. Suelta lastre

El gran Leonardo da Vinci dijo una frase que resuena conmigo y que dice así: «La simplicidad es la mayor de las sofisticaciones». Pero Leonardo no ha sido el único que ha puesto en palabras la importancia de la sencillez y la simplicidad; muchos de los grandes han visto una inspiración en esos conceptos. Tolstoi decía que «no existe grandeza donde no hay sencillez».

Confucio sentenciaba: «La vida es sencilla, pero insistimos en complicarla». Isaac Newton recordaba que «la naturaleza se complace con la simplicidad», y el mismísimo Buda educaba al mundo con su famoso «No es más rico el que más tiene, sino el que menos necesita».

¿Qué idea subyace en todo eso? Que menos es más. La mayoría de las cosas que poseemos son por completo irrelevantes. Sobran. Carecen de un propósito definido en nuestra existencia. Las tenemos porque parece que la vida se trata de ir coleccionando cosas, y cuantas más acumules más exitoso serás y mejor te sentirás. Muchos intentan llenar su vida con más de las que necesitan, en un intento fútil de distraerse del vacío existencial que sienten dentro. Erich Fromm, famoso psicólogo y filósofo humanista, declaró que «si no eres feliz con todo lo que tienes, no creas que serás feliz con todo lo que te falta».

Ahí van unas cuantas verdades que he descubierto a lo largo de los años:

Cuanto más tormentoso es el interior, más cosas innecesarias decoran el exterior. Cuando más desolado es el interior, más necesidades irrelevantes parecen aflorar en el exterior. Cuanta más inseguridad hay dentro, más ruido hay por fuera.

Por el contrario, la persona que busca la sencillez es alguien que tiene su interior pleno. Se siente completo, y por esa razón puede desprenderse de todo lo que en verdad no necesita y seguir estando entero. Entiende que esto no va de lo que tienes, va de quién eres.

En la cultura japonesa hay un concepto fascinante llamado *shibumi*, que significa la elegancia de lo sencillo y austero. Algo desprende *shibumi* cuando es lo que tiene que ser y nada más. No necesita aparentar. Carece de pretensiones, ostentación y artificios. En la cultura japonesa es una cualidad muy valorada, y está metafóricamente escrita en el ADN de cada uno de sus habitantes.

Forrest E. Morgan, autor del fantástico libro *Vivir a lo marcial*, decía que «buscar *shibumi* es buscar la perfección, aunque su cultivo no tiene nada que ver con el hecho de añadir algo nuevo a nuestra vida ni con el de hacer algo más. El desarrollo del sentido del *shibumi* constituye un lento y deliberado proceso de limar asperezas».

Por lo tanto, nunca olvides este concepto e intenta aplicarlo a tu día a día. Pregúntate qué aspereza puedes limar. Qué adorno puedes retirar. Qué es innecesario y lo único que hace es aumentar el peso de la mochila que cargas por la vida.

Aplica el *shibumi* en tu casa. Deshazte de cosas que llevas tiempo sin usar y que molestan. Solo son cosas, no te sientas vinculado con ellas.

Aplica el *shibumi* en tus redes sociales. Deja de seguir a la gente que no te aporta. Deja de usar redes sociales que sabes que te dañan.

Aplícalo en tu entorno. Corta lazos con gente que no te suma y que no te carga de energía cuando estás con ella.

Aplícalo en ti mismo. Deshazte de todo aquello que no te sirve y que solo entorpece el florecimiento de la persona que puedes ser.

## 26. DEJA DE QUEJARTE

Me da un poco de reparo escribir esto, pero hace años era una persona por completo distinta a quien soy ahora. Uno de los adjetivos que me caracterizaba antes era «quejica». Me quejaba por todo. Y lo peor es que lo hacía de una forma tan automática que a menudo ni siquiera era consciente de ello.

Es lo que ahora llamo «queja por defecto», algo muy extendido en la sociedad. Mi problema no era único. Les pasa a miles de personas, en especial a los más jóvenes.

La realidad es que, si somos sinceros y nos paramos a reflexionar, llegaremos a la conclusión inequívoca de que quejarse sirve de muy poco. Lo que pasa es que quejarse puede llegar a sentar bien, sobre todo si nos juntamos con otras personas quejicas y acabamos creando un círculo pesimista en el que cada uno valida las miserias de los demás, y a su vez las aprovecha para retroalimentar las suyas propias.

Y esa sensación de «bienestar» que suele quedar tras soltar toda la caballería puede llegar a confundirse con haber hecho algo para solucionar el problema. Pero no te engañes: el problema sigue estando ahí. Y como tantas otras cosas, en el fondo lo sabemos. Pero preferimos ignorarlo.

Quejarte sienta bien al principio, pero te aseguro que a largo plazo no sirve para nada. Te sentirás aún peor, porque no habrás solucionado nada mediante la queja y habrás perdido mucho tiempo en el proceso. Y a veces puede llegar a ser demasiado tarde para hacer algo al respecto.

Quejarse de algo no es solucionar ese algo.

Ahí va una dosis de realidad: los hombres y mujeres fuertes no se quejan de las cosas malas que les suceden en el vida. Las aceptan, hacen lo que pueden para cambiarlas y, si no pueden hacer nada, no se quejan. Marco Aurelio ya hablaba de esto hace casi dos mil años y decía que nadie debería escuchar cómo te quejas. Ni siquiera tú mismo.

Tan simple como eso. Y a su vez, tan difícil, porque nos hemos acostumbrado desde pequeños a quejarnos por todo, y como nadie nos dice nada ni nos da un toque de atención para que dejemos de hacerlo, cada vez nos quejamos por cosas más irrelevantes. Tal vez has experimentado este patrón en tus propias carnes. Cuanto más te quejas, más cabreado estás en general y más susceptible eres a que más cosas te molesten, y cuantas más cosas te molestan más supuestas razones tienes para quejarte, aumentando tu estado de cabreo y frustración en el proceso.

Si al leer estas líneas te has sentido identificado, te pido que durante la próxima semana prestes mucha atención a tu conducta y detectes cada vez que te quejes por algo. Si eres disciplinado con esta práctica, te sorprenderá la cantidad de veces que lo haces; te llamará la atención cuántas veces lo haces por auténticas tonterías e identificarás con claridad cuándo te quejas por pura inercia.

Tan pronto como te hayas quitado el velo de la cara, deberías hacer un trabajo de introspección importante: «¿Me gusta ser una persona quejica?». «¿Soluciono algo cuando lo hago?». «¿Esta conducta me fortalece o me fragiliza?».»¿Qué puedo hacer para cambiarlo?».

Crea un plan de acción específico y sin rodeos para solventar esta conducta, porque la queja corroe a las personas. Al principio harás un esfuerzo titánico para bloquear las quejas, e incluso se te pasará hacerlo con algunas, pero la buena noticia es que con el tiempo también podrás ganar inercia en esta habilidad, y una vez que seas una persona que no se queja te será tan difícil hacerlo como lo es ahora dejar de hacerlo.

## 27. NUNCA DEJES DE EXPLORAR

¿Quieres mantener la llama de tu vida encendida el máximo tiempo posible? Sé curioso. Nunca dejes de serlo. Prométetelo.

Al principio del libro hablaba críticamente de estos adultos con síndrome de Peter Pan que se niegan a crecer y a asumir las responsabilidades que les tocan por edad, pero si en algo hay que parecerse a un niño que sea en la ilusión que tienen por abrirse camino sin miedo a través de lo desconocido.

Una de las primeras muertes que experimentarás en esta vida, si no haces nada al respecto, es la muerte de la curiosidad. Ocurre de forma sigilosa, casi sin que te des cuenta, y se caracteriza porque tu existencia poco a poco se va tiñendo de gris. Parece que vives el mismo día una vez tras otra. Nada te sorprende, nada te motiva y te limitas a existir. A deambular sin rumbo por tu propia existencia. Y lo peor de todo es que mucha gente sufre esta muerte a una edad demasiado temprana. Hay gente que fallece a los veinte y no la entierran hasta los ochenta.

La curiosidad es una actitud que puede aplicarse a muchos ámbitos de la vida. Por ejemplo, a encontrar nuestra pasión, que es uno de los grandes focos de angustia de la generación actual.

Mucha gente me ha preguntado a lo largo de los años cómo pueden encontrar su pasión, dado que se creen que si no están poseídos por una suerte de revelación y tienen clara su pasión desde una edad muy temprana, están estropeados. La realidad es que para encontrar tu pasión debes explorar mucho. La gente se queja de que no sabe lo que le apasiona, pero es muy difícil saber lo que te apasiona si no has hecho nada en absoluto en la vida.

La curiosidad es la antesala de la pasión.

Yo, por desgracia, sentí ese mismo nudo en el interior durante mucho tiempo, porque uno de mis mejores amigos siempre tuvo clara cuál era su pasión desde joven. Él estaba enamorado de la filosofía, y quería dedicarle su vida entera. Eso o ser acróbata de circo, algo que también valoraba como una seria alternativa, aunque sus padres no estaban muy contentos con ella.

Acabó tirando por la filosofía. Su camino estaba claro y lo ejecutó a la perfección. Hoy tiene un doctorado en Filosofía, es profesor de esa materia y escribe ensayos, sobre todo acerca de la virtud, que es en lo que se especializó. Yo, por el contrario, no tenía ni puñetera idea de qué hacer con mi vida. Me pasé muchos años dando tumbos, creyéndome un perdedor por no tener mi pasión clara como mi amigo y estar en apariencia perdiendo el tiempo y malgastando mi vida.

Llegó un momento en que tomé la peor decisión: dejar de explorar y empezar a lamentarme de no saber qué hacer con mi vida. No entendía que esos tumbos para muchos son necesarios y nos permiten descubrir cosas que nos gustan, se nos dan bien e incluso responden a una llamada interior que a veces ni siquiera sabíamos que existía.

Pero, repito, esta curiosidad no solo se aplica a temas tan trascendentes como la pasión vital. Es también la salsa de la vida. Lo que hace que cada día sea un poco diferente y estés abierto a todo lo que el mundo puede ofrecerte. Cuando creas que la vida ya no puede ofrecerte nada nuevo o no sientas interés por descubrir nada más de lo que ya tienes y sabes, ese día será triste.

Explora. No dejes de hacerlo nunca.

Ve a casa por un camino que no conocías.

Cocina un plato que no hayas probado nunca.

Habla con una persona desconocida.

Lee un libro de alguna temática sobre la que no hayas leído nada.

Vete a la montaña a acampar bajo el cielo estrellado, y maravíllate ante la inmensidad del universo. Experimenta esa sensación de no poder comprender el infinito que tienes delante de tus ojos.

Abre los brazos y el corazón a la vida y te prometo que no te defraudará.

## 28. Piensa por ti mismo

Una vez leí sobre un experimento social que me dejó del todo anonadado. Pusieron a varios actores en la sala de espera de un centro médico y les dieron la indicación de levantarse un momento de su silla cada vez que oyeran un pitido agudo que los investigadores harían sonar cada pocos minutos. El experimento empezó cuando entró en la sala una chica que no formaba parte del grupo de actores y se sentó en una de las sillas. Tal como les habían indicado, los actores se levantaron cada vez que sonaba el pitido agudo. La chica no entendía lo que estaban haciendo, pero al tercer pitido ella también se levantó. Nadie le indicó que lo hiciera. No sabía por qué lo estaba haciendo. Pero lo hizo solo porque todo el mundo a su alrededor lo estaba haciendo.

El experimento no acabó ahí. Uno a uno, los actores fueron saliendo de la sala de espera simulando que los llamaban para la visita que tenían concertada. Al final, la chica se acabó quedando sola, y, por extraño que parezca, se siguió levantando de la silla cada vez que oía el pitido. Ya no había nadie para reforzar su conducta o a quien imitar, simplemente lo había integrado como «lo que se tenía que hacer». Y eso no es todo, porque después fueron entrando en la sala de espera otras personas que no sabían nada del experimento y, poco a poco, todas fueron imitando a la chica y empezaron a levantarse con el pitido. Incluso cuando la chica se fue, el resto seguían levantándose cada vez que oían el pitido.

¿Qué quiero decir con esta historia?

Que vamos por la vida en piloto automático, haciendo cosas porque sí. Porque se han hecho así toda la vida. Porque todo el mundo las hace. Porque las personas de nuestro entorno actúan de esa manera.

No tenemos el valor de cuestionar de forma seria si lo que hacemos es correcto, adecuado, útil o si hay una alternativa mejor. El ser humano tiene un método de aprendizaje integrado en lo más profundo de su ser llamado «aprendizaje social», y es algo que ha llegado a nuestros días porque se trata de una herramienta de verdad útil. Poder aprender a base de observar lo que hacen los demás o lo que les ocurre si hacen determinadas acciones, en vez de tener que experimentarlo todo en nuestras propias carnes, es algo fantástico.

No hace falta que te atropellen para saber que hay que cruzar en verde. No hace falta que sufras una intoxicación para saber que esas bayas no se pueden comer. No hace falta que acabes con una pierna rota para aprender que mejor no subir a esa roca.

Pero a pesar de que es algo extraordinariamente útil, en especial desde un punto de vista evolutivo, también puede llevar a apagar el cerebro e ir por inercia. Es importante que luches en la medida de lo posible para evitar los efectos negativos de nuestro sistema operativo.

¿Cómo se hace eso? Pues ejercitando el pensamiento crítico. Acostúmbrate a cuestionar las cosas. A buscar el porqué. El para qué. Ten el valor de poner en duda a tu entorno y a ti mismo con frecuencia. En especial cuando las cosas que ocurren a tu alrededor no te acaben de cuadrar, notes incomodidad haciendo lo que se supone que tienes que hacer, o las razones que te den para actuar de un modo determinado no te convenzan lo más mínimo.

Eso no significa que tengas que ir en contra de toda convención o norma social. Tampoco pienses que, por el hecho de ir al revés del mundo, tienes razón. Pensar que el resto está adoctrinado y que, por extraño que parezca, tú eres el único lo bastante listo y capaz de pensar de forma libre para poder escapar de la «matrix» denotaría un grado de prepotencia y vanidad bastante considerable. Hay muchas convenciones sociales que están ahí por algo, y muchas normas que tienen su razón de ser. No pasa nada por estar del lado de la mayoría, pero también es cierto lo que dijo el periodista Walter Lippmann: «Cuando todos piensan igual, es que nadie está pensando». O lo que apuntó Mark Twain: «Cuando te encuentres del lado de la mayoría, es momento de hacer una pausa y reflexionar».

Estar solo no significa tener razón, pero sí debes estar dispuesto a estar solo en tu búsqueda de la verdad. Volviendo al ejemplo de la sala de espera, si la chica hubiera preguntado «¿Por qué estáis haciendo eso?», habría visto con claridad que no había una razón de peso. Pero nos paralizamos, y no preguntamos, cuestionamos, dudamos ni investigamos.

Sé valiente.

Crítico.

Observador.

Curioso.

No olvides que el cerebro combina con todo. Úsalo con frecuencia.

## 29. APRENDE A DECIR QUE NO

«NO».

Pocas palabras tan cortas cuestan más de pronunciar, y además hacerlo con convicción y sin perder la paz y la tranquilidad en el proceso. Esto, curiosamente, entra en contraposición directa con otra palabra corta que muchos usan en exceso y que suele llevar a muchos problemas, distracciones y remordimientos.

«SÍ».

Quiero empezar dejando claro que no hay nada malo en decir que sí. Muchas cosas fantásticas en esta vida existen detrás de un «sí», pero ten claro que cada vez que dices «sí» a algo le estás diciendo «no» a todo lo demás. No lo olvides. Por lo tanto, es importante que digas que sí cuando estés del todo convencido, porque cada vez que accedes a hacer algo que en realidad no quieres estás negándote la oportunidad de hacer cualquier otra cosa que de verdad te apasiona. Estás destruyendo la posibilidad de utilizar mejor ese tiempo y aprovecharlo a tu favor.

Decir que sí a todo también es una manera fantástica de dispersar tu energía y atención. Es la receta perfecta para estar en apariencia en todos los sitios sin estar del todo presente en ninguno de ellos. Nuestra atención es un bien escaso y debemos protegerla a toda costa. Si quieres hacer algo importante de verdad, deberás aprender a decir que no a todo lo que no se alinee con esa prioridad, que agote tu energía y fragmente esa atención tan preciada que podrías dedicar a tu principal objetivo. Steve Jobs dijo en un famoso discurso que estaba tan orgulloso de las cosas que había hecho como de las que había decidido no hacer. Y estaba en lo cierto.

Muchas personas tienen una resistencia muy marcada a decir que no. No saben poner límites claros y priorizan siempre a los demás, descuidándose a sí mismos. Acaban olvidándose de ellos mismos por miedo a crear conflictos o a decepcionar a los demás, pero al no saber negarse a nada se acaban decepcionando a sí mismos y el conflicto pasa a estar en su interior. Decir «no» es una muestra clara de autorrespeto. Decir que no a lo irrelevante es necesario para dejar espacio a lo importante.

La buena noticia es que es algo que todo el mundo puede aprender a hacer. Y además hacerlo de una forma que cree la menor cantidad de conflictos posibles.

El primer paso es entender de una vez por todas que eres lo más importante de tu vida, y que tus intereses, tus objetivos, tus prioridades, tu tiempo, atención y energía importan. Debes entenderlo y creértelo por completo. Debes respetarte lo suficiente si pretendes que los demás respeten tus límites.

El segundo paso consiste en hacer un trabajo de introspección y sinceridad muy importante, ya que para poder decir que no con convicción y tranquilidad debes tener clara la razón por la que lo estás haciendo. Eso significa tener claros tus valores, principios, objetivos y prioridades. Cuando sabes quién eres y qué quieres en la vida te es mucho más fácil decir que no.

El tercer paso se basa en aprender a decir que no de forma correcta. A veces la palabra «no» puede ser muy dura y agresiva, por lo que puedes encontrar maneras cordiales y sinceras de negarte a hacer algo sin que ello genere un problema tan grave como el que tú imaginas que podría ocurrir. Algunas frases muy útiles son:

- «Te agradezco la invitación, pero ahora mismo no me va muy bien. Espero poder venir a la próxima».

- «No puedo participar porque en este momento estoy en medio de un proyecto muy importante que requiere de todo mi tiempo y atención».

- «Lo siento, no me puedo quedar porque quiero pasar tiempo con mi familia».

Lo importante es que debes ser firme, pero cordial y preciso, cuando expongas la razón por la que rechazas la invitación, evitando la mayor cantidad de negociación posterior. No empieces a dar excusas ni explicaciones innecesarias. Entiende que lo que has dicho es una explicación, no una negociación.

Otra herramienta muy útil para todas aquellas personas que dicen que sí por inercia es aprender a frenar un momento antes de responder. Y esto es tan fácil como decir un «déjame un momento que lo piense».

El cuarto y último paso es que debes interiorizar que no eres responsable de las emociones o la reacción de los demás. Priorizarte y valorar de manera adecuada tu tiempo no debería hacerte sentir mal, ni te convierte en una mala persona. Si la otra persona se enfada con tu negativa, es su problema. Si tienes una razón de peso para negarte a algo, estate tranquilo en tu elección.

Como dijo el escritor John C. Maxwell, «aprende a decir que no a lo bueno para poder decir que sí a lo mejor».

## 30. Disfruta, da lo mejor y nunca dejes de avanzar

Acabamos ya.

Si has llegado hasta aquí, gracias de corazón. Espero que este libro te haya podido aportar algunas herramientas para mejorar tu vida y acercarte a ese potencial que sabes que tienes dentro. Ahora te toca hacer el trabajo diario y necesario para alcanzar a ser la persona que puedes ser.

Antes de acabar, quiero dejarte con las tres últimas acciones, que no por ello son las menos importantes.

La primera es que disfrutes del proceso. No olvides pasártelo en grande siempre que puedas. No pierdas una sola oportunidad de agradecer profundamente el viaje que estás realizando y de gozar de él. Ser la mejor versión de ti mismo requiere grandes cantidades de esfuerzo, trabajo, disciplina y constancia, pero también debe llenarte de emoción, alegría y esperanza. Tiene que ser algo por lo que te merezca la pena levantarse cada mañana.

¿Cómo no puedes estar emocionado y predispuesto a disfrutar del horizonte que se extiende delante de ti? ¿Cómo no vas a querer vivir con intensidad cada paso del camino? Disfruta de cada acierto, de cada error, de cada victoria, de cada tropiezo, de cada lección y de cada pérdida. Porque todo eso formará parte de tu camino y determinará la persona que serás. Acepta y vívelo con intensidad. No te pongas a la defensiva ante la vida. Ábrete a ella y abraza todo lo que tiene que ofrecerte.

Lo segundo es que des siempre lo mejor de ti en todo lo que hagas, por pequeño que sea. Si vale la pena hacerlo, vale la pena hacerlo bien. Tu nombre está ligado a cada una de tus acciones, por lo que si vas a medio gas estarás traicionándote a ti mismo y a tu integridad. Como haces las pequeñas cosas es como haces las grandes, por lo que no creas que vas a poder ir a medio gas en las cosas pequeñas y, llegado el momento, sabrás ponerte las pilas y darlo todo. No te engañes, la vida no funciona así. Si te enseñas a ti mismo a ir a medio gas, eso será lo único que sabrás hacer. Como decía Aristóteles en una de sus frases más famosas, «somos lo que hacemos día a día. De modo que la excelencia no es un acto, sino un hábito». No temas apuntar alto y fracasar, teme apuntar bajo y acertar.

Durante muchos años tuve miedo a la muerte. Es un miedo que está arraigado en cada uno de nosotros, pero con el tiempo y tras mucha reflexión me di cuenta de que, como le ocurre a mucha gente, en realidad no tenía miedo a morir. Tenía miedo de que llegase el momento de irme y no haber empezado a vivir siquiera. Marcharme de este mundo con el gran remordimiento de haber vivido muy por debajo de lo que podría haber ofrecido, y además ser plenamente consciente de ello. Esa angustia desapareció el día en que tomé la decisión de empezar a dar lo mejor que podía en todo. Cuando comencé a vivir con sentido, con dignidad y propósito. Cuando entendí que cada una de mis acciones era una representación de quién era y de los valores bajo los que vivía. Comprende eso tú también y serás imparable.

Por último, nunca te detengas. El camino del desarrollo personal y de la búsqueda de tu mejor versión no tiene fin. El camino es el verdadero objetivo. El proceso de mejora constante es lo que debe estar en tu mente, porque siempre hay algo que pulir, algo que aprender y algo que mejorar. No digo que no debas valorar lo que tienes y todo lo que has logrado, o de lo contrario entrarás en un estado de infelicidad e insatisfacción absoluta y permanente, pero valorar y estar satisfecho de tu presente no significa dejar de avanzar hacia un futuro mejor. Porque está ahí, deseando que vayas a por él. Einstein le escribió una vez a su hijo una carta en la que decía que la vida es como ir en bicicleta, para mantenerte en pie no debes parar de moverte.

No dejes de moverte.

Nunca dejes de disfrutar.

Nunca dejes de ofrecer lo mejor que tienes.

A fin de cuentas, todos somos historias. Asegúrate de que la tuya valga la pena ser recordada.

# Lecturas recomendadas

*12 Reglas para vivir*, de Jordan B. Peterson.

*Antifrágil*, de Nassim Nicholas Taleb.

*Atrévete a no gustar*, de Ichiro Kishimi y Fumitake Koga.

*Berserk*, de Kentaro Miura.

*Can't Hurt Me*, de David Goggins.

*Céntrate*, de Cal Newport.

*Cómo ganar amigos e influir sobre las personas*, de Dale Carnegie.

*Conexiones perdidas*, de Johann Hari.

*Deja de ser tú*, de Joe Dispenza.

*Dokkōdō*, de Miyamoto Musashi.

*El algoritmo de la felicidad*, de Mo Gawdat.

*El club de las 5 de la mañana*, de Robin Sharma.

*El efecto compuesto*, de Darren Hardy.

*El hombre en busca de sentido*, de Viktor Frankl.

*El mundo de Sofía*, de Jostein Gaarder.

*El obstáculo es el camino*, de Ryan Holiday.

*El pequeño libro del estoicismo*, de Jonas Salzgeber.

*El poder de ser vulnerable*, de Brené Brown.

*El poder del ahora*, de Eckhart Tolle.

*El sutil arte de que (casi) todo te importe una mierda*, de Mark Manson.

*Empieza con el porqué*, de Simon Sinek.

*Essentialism*, de Greg McKeown.

*Extreme Ownership*, de Jocko Willink.

*Fluir: una psicología de la felicidad*, de Mihaly Csikszentmihalyi.

*Hábitos atómicos*, de James Clear.

*Inteligencia emocional*, de Daniel Goleman.

*Invicto*, de Marcos Vázquez.

*King, Warrior, Magician, Lover*, de Robert Moore y Douglas Gillette.

*La disciplina marcará tu destino*, de Ryan Holiday.

*La guerra del arte*, de Steven Pressfield.

*Los cuatro acuerdos*, del doctor Miguel Ruiz.

*Los 7 hábitos de la gente altamente efectiva*, de Stephen R. Covey.

*Metas*, de Brian Tracy.

*Minimalismo digital*, de Cal Newport.

*Nunca renuncies a ser feliz*, de Joan Gallardo.

*Pensar rápido, pensar despacio*, de Daniel Kahneman.

*Psico-cibernética*, de Maxwell Maltz.

*Respira*, de James Nestor.

*Sapiens*, de Yuval Noah Harari.

*Superviviente*, de Carlos Vico.

*The go-giver*, de Bob Burg y John David Mann.

*Tus zonas erróneas*, de Wayne W. Dyer.

*Vagabond*, de Takehiko Inoue.

*Vivir a lo marcial*, de Forrest E. Morgan.

*Your Brain On Porn*, de Gary Wilson.

«Para viajar lejos no hay mejor nave que un libro».

EMILY DICKINSON

# Gracias por tu lectura de este libro.

En **penguinlibros.club** encontrarás las mejores
recomendaciones de lectura.

Únete a nuestra comunidad y viaja con nosotros.

**penguinlibros.club**

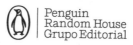

Penguin
Random House
Grupo Editorial

penguinlibros